骨科疾病诊疗与康复

主编

王　斌　张　建　于长岁　赵继阳　张海东　魏延冕

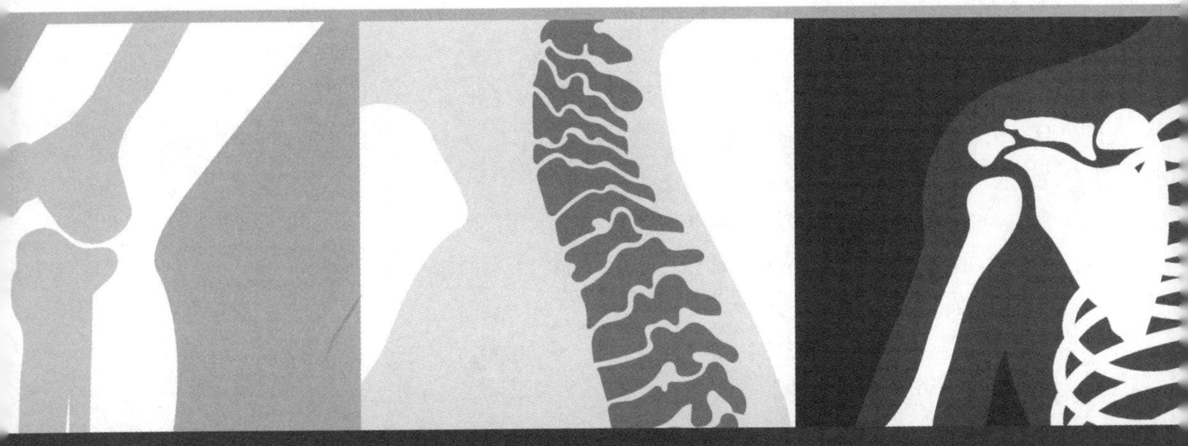

中国轻工业出版社

图书在版编目（CIP）数据

骨科疾病诊疗与康复 / 王斌等主编 . -- 北京 : 中国轻工业出版社 , 2025. 4. -- ISBN 978-7-5184-5342-9

Ⅰ. R68

中国国家版本馆 CIP 数据核字第 2024N4W625 号

责任编辑：瀚　文　付　佳　　责任终审：张乃柬　　设计制作：中文出版集团有限公司

策划编辑：付　佳　　责任校对：朱燕春　　责任监印：张京华

出版发行：中国轻工业出版社（北京鲁谷东街 5 号，邮编：100040）

印　　刷：北京君升印刷有限公司

经　　销：各地新华书店

版　　次：2025 年 4 月第 1 版第 1 次印刷

开　　本：710×1000　1/16　印张：16

字　　数：300 千字

书　　号：ISBN 978-7-5184-5342-9　　定价：60.00 元

邮购电话：010-85119873

发行电话：010-85119832　010-85119912

网　　址：http://www.chlip.com.cn

Email：club@chlip.com.cn

242300S2X101ZBW

编委会名单

主　编	王　斌	陕西中医药大学附属医院
	张　建	北京大学深圳医院
	于长岁	首都医科大学电力教学医院
	赵继阳	北京中医药大学第三附属医院
	张海东	北京市普仁医院
	魏延冕	山东省文登整骨烟台医院
副主编	谢春亮	广州市中西医结合医院
	曹　星	陕西中医药大学附属医院
	刘　素	雄安宣武医院

目　录

CONTENTS

第一章　骨科常用诊疗技术

第一节　骨科体检

一、原则和方法

（一）原则

骨科体检的原则主要有：①显露范围。仅局限在局部或显露患处是不够的，应至少显露患侧全部肢体，需要时还应将整个身体显露，包括仰卧、俯卧、直坐及站立位。②检查应包括被动和主动两方面。先要了解局部病变情况，从患者主动运动开始检查，再由医师做进一步检查。注意避免因被动检查导致患者痉挛及疼痛而影响下面的检测。③检查顺序。先查患者健侧，再查患侧。按照望、触、动、量顺序进行。④对通过检查收集的资料进行综合分析，做出评估和初步诊断。

（二）主要方法

1.骨科四诊

（1）望诊。检查伤患部位与健侧对应位置的活动度及对称性。观察皮肤色泽、有无包块及肿胀、患处活动度、下肢步态以及畸形类型。

（2）触诊。主要检查疼痛肿胀以及包块的性质、部位、深度和范围。患部应处于松弛位置，尽量减少痉挛对检查的影响。

（3）动诊。对比两侧情况，检查关节力量及活动度。如被动活动正常而主动活动受限，可能是肌腱断裂、神经性麻痹等；如被动和主动活动都受限，表明存在关节内外或关节内有病损，如骨性或纤维性强直。

（4）量诊。包括关节运动幅度、肢体各水平周径测量、感觉障碍范围、肌力分级，总长度和各节段长度。具体包括：①肢体周径。带尺拉力要适中，两侧在同水平位置进行测量。②关节运动幅度。先要明确关节的休息位，再以关节中立位为0°，由此测量各方向活动度。注意休息位并不是检查使用的中立位。③肌力。根据引力和阻力两因素运动关节，将肌力分为0～Ⅴ级（共6级）。④感觉消失区。区分触觉、痛觉、深感觉和本体感觉，在人体素描图上做出相应标记。⑤肢体长度。在测量时，患肢和健肢应处于同一体位。

2. 检查腱反射

常检查肱二头肌反射（$C_{6\sim7}$）、肱桡肌反射（C_7 ～ T_1）、膝反射（$L_{2\sim4}$）、踝反射（L_5 ～ S_1）。深反射可检查腹壁反射，上方（$T_{8\sim9}$）及下方（$T_{10\sim12}$）。同侧锥体束病损，外周神经或脊髓病损阻断反射弧的患者，腱反射都呈阴性。还可酌情检查某些异常反射，如巴宾斯基征。

二、脊柱和脊髓损伤检查

（一）脊柱检查

1. 骨科四诊

（1）望。身体平衡维持站立时，脊柱有4个生理弧。髂后上棘及髂前上棘连线位于横切面上，骨盆前倾5°～10°。脊柱竖直位时双下肢对称并等长；从C_7棘突垂一线或一杆应经过臀沟、双膝后侧中央，达至两脚后跟中间。如存在侧偏时，也显示脊柱的某些节段偏离此垂线。由侧位望诊，任一生理弧减小或增大都表明脊柱或相应肌肉异常。还应观察两边椎旁肌是否痉挛。向前或向后弯腰时，看脊柱活动是否对称、有无受限。

（2）触。在棘突及棘突旁从上到下按节触诊、轻叩，观察有无压痛及痉挛、有无伴随反射痛。在腰肌外侧触诊横突深处，查看有无压痛。往下触诊骶髂关节，是否有压痛和叩击痛；尤其在牵伸髋关节或牵拉髂腰肌时，同侧骶髂关节是否疼痛。患者脚跟落地，或用力由头顶下压时，或于双肩加压时，脊柱是否疼痛或疼痛有无加重。

（3）动。头部竖直，C_7 至尾骨尖呈直线，即脊柱中立位（0°）。可后伸 35° ~ 45°、前屈 35° ~ 45°、两侧旋转各 60° ~ 80°、两侧弯曲各 45°。腰椎活动弧度为后伸 30°、前屈 90°、两侧弯曲各 20° ~ 30°、两侧旋转各 30°。

（4）量。头呈竖直位，从颈静脉胸骨切迹到颏，测颈的长度。将头向上牵伸，检查胸椎后凸的活动度。前屈后伸时测 C_7 与 T_{12} 棘突间的距离，正常时前屈距离较后伸增加 4 ~ 6cm。站立位两膝伸直，腰椎前屈，测地面到指尖间的距离，可作为脊柱关节功能整体测试指标。如此测量有时可以查明是否有下背痛。如无真实下背痛，脊柱仍存在长度增加，表明不存在器质性减少运动范围的因素。

2. 特殊试验

主要有髋关节过伸试验、斜扳试验、直腿抬高试验、拾物试验、腰骶关节过伸试验以及骶髂关节扭转试验、加强试验等。

（二）脊髓损伤检查

脊髓损伤的检查，可按下述四诊进行。

1. 望

脊髓损伤多与复杂的神经损伤有关，可根据胸、腹肌活动和呼吸情况，确定损伤部位。在患者不被搬动情况下，脱去衣物，查看其呼吸运动。

(1)腹部呼吸反常或胸腹式呼吸运动消失时,考虑有颈髓损伤。

(2)下颈髓损伤表现在屈肘位瘫痪,而上颈髓损伤表现在上肢完全瘫痪。

(3)无腹部呼吸而仅有胸部呼吸,为胸髓中部以下损伤。

2. 触

检查肢体及躯干触觉、痛觉等,确定麻痹平面,同时做记录以与后面的检查作比较。不能忽略会阴部检查,注意是否有尿潴留,对肛管括约肌收缩力进行指诊。须对脊椎所有棘突和棘突旁、横突做深触诊,查看压痛及后突、侧弯等畸形情况。

3. 动

观察肢体肌力、腱反射、提睾反射及肛管反射,判断损伤水平。以手指压挤阴蒂或阴茎头,如有肛管括约肌、球海绵体收缩,表明球海绵体反射阳性,显示已从脊髓休克恢复。

4. 量

检查感觉消失区,要由上到下,再由下到上,测试和确定感觉消失平面,多能见到平面重叠现象。往往按由上到下的顺序判断麻痹水平。

三、关节检查

(一)肩关节检查

1. 望

应留意肩胛骨与肩的高度,并站在患者后方两侧进行比较。当肩关节脱位后,可从圆弧形的外观变为方形,临床上称之为“方肩”。

2. 触

应确定胸锁关节、盂肱关节、肩锁关节稳定性。检查时可在皮下触及锁骨全长。

站在患者身后检查时，可对两侧进行比较。正常时肩胛骨肩峰端、喙突端及肱骨大结节等形成肩三角，可用以判断肩关节正常关系。当肩三角出现异常时，表明发生骨折或脱位等。

3. 动

评估肩关节运动，应区分是整个肩关节的联合动作，还是单独盂肱关节在活动。因即使盂肱关节已经僵硬，其他 3 个关节的活动仍可正常，从而使已有病损的肩关节有较大活动范围。检查肩关节的活动，可依循以下 6 个步骤进行。

（1）上臂外展至 80° ~ 90° 位，有最大上举。再将上臂移至躯干前内收 20° ~ 40°。

（2）上臂前举至 70° ~ 90°、肩胛带旋转至 150° ~ 170°，也有最大上举。再后伸至 40°。

（3）上臂 90°外展位时后伸可达 45°、前屈达 135°。

（4）外旋 160° ~ 180°位时上臂应可上举。

（5）上臂于外展 90°位，可内旋 70°、外旋 60° ~ 80°。

（6）上臂紧贴胸壁可外旋 45°、内旋 70°。

4. 量

手置于身后，可测量 G 棘突至桡骨茎突距离，可对两侧作比较，此为进行上肢全长测量的方法。肩关节脱位的患者，可测量肱骨外上髁至肩峰距离，患侧出现缩短。

（二）肘关节检查

1. 望

观察肱骨内、外上髁及鹰嘴突的相互关系，以检查肘关节的解剖关系。屈 90°时三点形成等边三角形，完全伸直三点形成直线。前臂伸直于完全旋前位时上臂与前臂呈直线,旋后伸直时形成 10° ~ 15°外翻角,称之为携物角,在携物时可以保证不触碰到同侧大腿。还应观察桡骨头形状和位置。

2. 触

肘屈 90°旋转前臂,可感觉肱骨外上髁下旋动的桡骨头。肘后可触摸到鹰嘴突以及肱骨的外、内上髁。

3. 动

完全伸直为中立位(0°位),可过伸 10°、屈曲 135° ~ 150°。做旋转检查时使肘关节贴于身体,肘保持 90°位,可内旋或旋前 80° ~ 90°、外旋或旋后 80° ~ 90°。

4. 量

肘完全伸直时前臂旋后,可测量前臂及上臂轴线所构成的携物角,比较两侧的度数。

(三)腕关节检查

1. 望

腕关节功能位为 15°尺偏、20° ~ 25°背伸。主要解剖标记:①尺骨头朝背侧正常隆突。②鼻烟窝。正常拇短伸肌、拇长展肌肌腱与拇长伸肌肌腱之间的凹陷。

注意查看是否有异常尺偏、桡偏等,尺骨隆突、桡骨茎突有无过度突出。

2. 触

检查尺骨头、桡骨茎突、下尺桡关节及鼻烟窝的稳定性。

3. 动

腕关节完全伸直位 0°,可背伸 50° ~ 60°、掌屈 50° ~ 60°、尺偏 30° ~ 40°及桡偏 25° ~ 30°。将两掌合拢,两腕活动时,观察、对比腕伸直度;查看腕屈曲度时,则将两手背合拢。

4. 量

尺骨茎突比桡骨茎突高 1.5cm 左右，二者连线的垂线与第 3 掌骨垂直轴构成 10° ~ 15°角。正常时第 1 掌骨纵轴与桡骨纵轴应平行，产生正常的腕尺偏。

（四）手和手指关节检查

1. 望

应注意手内在肌是否萎缩，手指及手有无偏离正常轴线。观察手背形态，注意有无肿胀及静脉消失，观察指甲形状及肌腱轮廓。

手休息位像握笔，愈往小指，指尖愈指向手掌心。拇指末端指腹触到示指末节桡侧，手伸直时手掌和拇指掌部呈直角。中指称为长指，因其最长。

2. 触

对掌骨及指骨，可从背侧摸清其全长。观察是否有压痛及轴向叩痛。

3. 动

手指各关节完全伸直时为中立位（0°位）。

拇指第 1 掌指关节正常后伸 50°、掌屈 20°，指间关节后伸 0°、屈 90°，腕掌关节内收 0°、外展 30° ~ 40°。拇指对掌旋转度以远节指骨可触及第 5 指皮肤为准。其他指掌指关节过伸 0° ~ 20°、屈曲 80° ~ 90°，近侧指间关节伸 0°、屈曲 90° ~ 100°，远侧指间关节伸 0°、屈曲 70° ~ 90°。

内收轴心为第 3 指，以靠拢为内收，测其靠拢强度，此为掌侧骨间肌肌力。外展轴心为第 3 指，远离为外展，测第 3 指端与各指端距离，为各手指外展度。

4. 量

测各手指长度，以及测量活动尤其握拳时手指与手指握力。在限制上下关节运动时测量各关节活动度，以避免干扰对关节活动的检查。查看手指活动时，应分别检查各关节，以明确病变部位和程度。

（五）髋关节检查

1. 望

完全显露左右髋关节，对比髋的侧方及前后有无肿胀和畸形，肢体是否存在过长或过短情况，肌肉有无萎缩。还应检查患者站立姿势和步态，注意股骨大转子高度，以及臀、膝和足部位置。

2. 触

有无肿胀和肌痉挛，查找压痛点等。内收肌痉挛多为髋关节病的早期表现。

3. 动

髌骨向上肢、下肢伸直为0°位或中立位，可后伸10°、屈曲130°～140°，髋关节微曲位及外展30°～45°时可内收20°～30°。仰卧位时外旋40°～50°、内旋30°～45°，俯卧位时外旋30°～40°、内旋40°～50°。

检查内旋、外旋和内收、外展时须保持骨盆稳定；髂嵴处于同一水平，可消除代偿性髋关节活动导致的腰椎侧弯。动诊多用托马斯试验和4字试验。托马斯试验检查髋关节是否屈曲畸形；4字试验多检查髋关节旋转是否受限，可说明有无内收肌痉挛或髋关节内病变。

4. 量

测量下肢长度和周径是判断是否对称的主要方法，还可测量髂坐线、髂转线及髂股三角等，对左右肢进行比较。双下肢应置于对称位，骨盆处于同一水平位置，左右髂嵴应在同一横面，可测下肢相对长度和真实长度。若一侧畸形，健侧应置于相同的状态，如此做长度比较时才可靠。对称测量两侧周径，可提示肌肉萎缩的程度。

（六）膝关节检查

1. 望

膝伸直时髌骨两侧可有轻度凹陷，但在增厚或积液时凹陷消失。下肢失用时，最早出现的体征是股四头肌萎缩，可测周径以判断萎缩程度。正常状态两侧胫骨内侧髁和两膝股骨内髁伸直时彼此接触，如两侧胫骨内侧髁分开为膝外翻，两侧股骨内髁分开为膝内翻。内、外翻指的是远侧肢体指向。

2. 触

浮髌试验为常用检查方法。患者仰卧位膝伸直，用一只手挤压髌上脂肪垫，推向远侧，让髌上囊内液体集中在关节腔；另一只手的示指、中指反复下压髌骨。如见髌骨在股骨髁上下跳动为阳性。关节积液过多时，可阻止髌骨下沉，但液体过少，髌骨将不能浮起；关节积液量中等时，浮髌试验才会显示阳性。

触诊应先检查膝前方，明确髌骨、髌腱、胫骨结节及股四头肌关系，然后俯卧位查看膝关节后方，于屈曲位观察内侧半腱肌腱、外侧股二头肌腱、半膜肌腱及腘窝有无挛缩和压痛。

3. 动

膝关节伸直为0°位，即中立位，这时可过伸5°～10°、屈曲120°～150°。完全伸直位时无侧向活动。随膝关节的屈曲度增加，可增强侧向和旋转活动。伸直结束的前20°内，膝关节呈外旋交锁，可稳定膝关节于完全伸直位。完全伸直的膝关节开始屈曲时，将出现内旋，使膝关节解锁。

4. 量

可在髌骨下极缘、髌骨上极缘及髌骨中部测量膝关节周径。

（七）足与踝关节检查

1. 望

观察跟腱两侧、脚背以及内、外踝下方是否肿胀。这些均显示踝关节、距下关节是否存在病变。步态观察应包括距下关节、趾关节和跗骨间关节。

2. 触

查看足背动脉最重要，可明确下肢血液循环状态。一般脚背的脉搏可在脚背第1、2跖骨之间触及。

3. 动

小腿与足外缘垂直为0°位或中立位，可跖屈40°～50°、背屈20°～30°；距下关节外翻30°～35°、内翻30°。在脚与地面平行时跖趾关节为中立位，跖屈30°～40°、背屈30°～40°。

4. 量

测量内外踝间的距离，即踝宽。

四、神经检查

（一）上肢神经检查

1. 桡神经

源于臂丛后束，经过腋神经后侧，往下外方斜行，至肱骨后方，经上臂外前方行到肘部，分成浅支和骨间背侧神经（深支）。在以下位置桡神经容易发生损伤。

（1）肘部分支以下。此处损伤使拇指不能外展，拇指掌指关节、指间关节和其他4指掌指关节不能伸直，前臂旋后发生障碍。但患者没有发生垂腕畸形。

（2）桡骨茎突。此处损伤可引起第1、2掌骨背侧的皮肤感觉消失。

（3）肱骨干中1/3位置。除有（1）（2）表现外，还可出现垂腕和肱桡肌瘫痪。

（4）腋部损伤。除有（1）（2）（3）表现外，存在肱三头肌瘫痪。可经感觉与活动检查，进一步明确损伤位置。

2. 正中神经

臂丛内侧束与外侧束构成正中神经，由上臂内侧向下行至肘前方，进入前臂。腕部与肘部多发生损伤，主要临床症状：损伤后不能用拇指与示指捡起一根细针。手掌、第 1 至 3 指以及第 4 指桡侧掌表面皮肤为其感觉分布区域。

（1）陈旧性损伤。表现在大鱼际肌显著萎缩，肘以上损伤的患者可出现示指丧失屈曲功能、指甲弯曲、指萎缩等。

（2）新鲜损伤。主要检查拇短展肌的功能。对肘窝以上损伤的患者，较明显的症状为示指屈曲功能缺失。

3. 尺神经

上臂没有分支。源于臂丛内侧束，至前臂支配拇内收肌、部分拇短屈肌、指深屈肌尺侧的一半、尺侧腕屈肌与手小鱼际肌群，以及第 3、4 蚓状肌和所有骨间肌。手的精细活动主要由尺神经支配。第 4、5 手指掌面和背面尺侧为其感觉分布区域。

（1）陈旧性损伤。环指和小指指间关节屈曲，无法伸直，表现为爪形手。拇内收肌及骨间肌存在明显萎缩。

（2）新鲜损伤。因拇收肌收缩功能受损，无法在示指与伸直位拇指间夹物，只能拇指屈曲才能完成夹物动作。靠的是拇长屈肌收缩（由正中神经支配），以代偿已经瘫痪的拇收肌（由尺神经支配），此为 Spinner 征（又称 Froment 征）阳性病理机制。

4. 上肢腱反射

（1）肱二头肌腱反射。肘在90°位置屈曲，检查者用拇指叩击患者肱二头肌腱相应位置，如出现肌收缩使肘关节屈曲，为阳性反应。

（2）肱三头肌腱反射。肘屈在60°位置，叩击肱三头肌腱，如出现肌收缩导致肘关节伸直，为阳性反应。

（二）下肢神经

1. 腓总神经

受损后足背皮肤及小腿外侧感觉消失；畸形主要为足内翻及下垂，导致不能背屈与外翻。

2. 胫神经

受损后脚底皮肤感觉消失；畸形主要表现为踝关节无法跖屈，足趾背屈。

3. 坐骨神经

可做体检、电生理、腰椎CT等多方面检查。

4. 下肢腱反射

（1）踝反射。用以检查侧外旋。患者取仰卧位，两小腿交叉，使脚后跟朝侧方；检查者以手扶住脚趾并以叩诊锤轻叩其跟腱，足往下跳动。患者还可取俯卧位，两脚放松而垂于桌端；检查者手扶其前脚底轻叩跟腱，足往下跳动。比较两侧距小腿关节跳动程度。

（2）膝反射。患者取仰卧位，股四头肌放松；检查者扶住其膝关节，轻叩髌韧带，小腿出现跳动。还可使患者膝关节屈曲在桌端，检查者手扶其踝部，轻叩髌韧带，小腿出现跳动。比较两侧膝关节跳动程度。

第二节　穿刺与活检

一、骨科关节穿刺检查

本法操作者以穿刺针刺进患者关节腔，以抽取液体进行化验，或于抽液后注进药物，根据关节腔内积脓或积液对患者进行诊断，且给予治疗。本方法诊疗位置主要包括肩关节、腕关节、肘关节、髋关节、膝关节及踝关节。

（一）适应证

（1）关节造影术：向关节腔注进造影剂或空气，进行关节造影检查，以明确骨端或关节软骨变化。

（2）抽液与注药：如四肢关节发生出血或肿胀，关节腔内存在积液或有渗出，就需进行关节穿刺以抽液检查，或注射药物、关节引流等进行治疗。

（二）穿刺方法

1. 穿刺准备与基本操作

（1）穿刺准备。①操作者应该熟悉所穿刺关节的解剖结构，说明穿刺情况以取得患者的配合。对体位控制困难又无法合作的儿童，如必要，可于术前给予镇静药，如苯巴比妥等。②准备无菌试管、无菌手套、18 ~ 20 号穿刺针、注射器、消毒巾等，以及 2% 碘酒、75% 乙醇溶液和 1% ~ 2% 普鲁卡因等。

（2）基本操作。①局部皮肤用碘酒及乙醇溶液严格消毒后，铺无菌巾，操作者戴无菌手套，穿刺点用普鲁卡因（预先应做过皮试）局部麻醉。②操作者左手固定穿刺点，右手持注射器。针进到关节腔以后，右手不移开，固定注射器和针头，使用左手抽动注射器的筒栓做注射药物或抽液等操作。

2. 各关节穿刺术

（1）膝关节。患者膝关节伸直，从髌骨外缘垂直线及髌骨上缘水平线交点位置向内下方刺入；还可由髌韧带的任何一侧，紧贴髌骨下方向后刺入；也可经髌骨内下方位置，朝外上方髌骨后进针；或在髌骨中部内侧或外侧 1cm 处，稍后位置刺入。

（2）髋关节。可从腹股沟韧带下 2cm，耻骨结节与髂前上棘连线中点，股动脉外侧 2cm 位置垂直刺入；也可从髂后下棘与股骨大转子中点的连线中、外 1/3 交界处垂直刺入，到骨质后稍退针；还可在下肢内收位，从股骨大转子上缘，平行经由股骨颈向上、向内刺入。

（3）踝关节。可在外踝顶端上 2cm、前 1.5cm 位置，即踝关节与趾长伸肌腱间刺进；也可在内踝和胫骨前肌腱间刺入；或是紧贴外踝或从内踝尖部，往内上方进针，再经踝部与相邻距骨之间刺入踝关节关节囊。

（4）肩关节。患肢轻度外展、外旋，肘关节取屈曲位，从喙突及肱骨小结节之间垂直刺入；还可从后侧肩峰外下方朝前内刺进，这时肩关节呈轻度外展；或由喙突尖外下侧的三角肌前缘向外后方刺入关节腔内。

（5）肘关节。肘关节 90°屈曲位，这时桡骨头可清晰触之，在此位关节囊距离表面也最近，可紧临桡骨小头的近侧，由外后方往前下方进针刺入；还可由尺骨鹰嘴上方，从肱三头肌腱往前下方刺入关节腔；也可将肘关节置于 135°，从肱骨外上髁向内、向后刺入；或在肘后尺骨鹰嘴及肱骨外上髁之间，往前内刺入。

（6）腕关节。可由桡骨茎突或尺骨茎突侧面下方，垂直向下、向内进针。因桡动脉行经桡骨茎突远方，因而在尺侧穿刺较安全。进针位置还可选择尺骨茎突远端外侧处垂直刺入，或于腕关节背侧、鼻烟窝尺侧基底角处垂直进针。

（三）注意事项

（1）一切药品、器械和操作过程都应保证严格无菌，以避免关节腔感染。

（2）操作者应边进针、边吸抽，注意是否出现新鲜血流。如出现就表明已刺进血管，可将针略微退出，改变方向后继续穿刺。

（3）抽到液体后，可再稍将针进入少许，尽量将关节腔内的积液抽尽。不过，也不可过深刺入，否则可能对关节软骨造成损伤。

（4）关节腔积液明显时，可在穿刺后加压包扎，给予适当的固定。并根据积液量决定再次穿刺的时间，每周一般穿刺 2 次即可。

（5）抽出液需进行显微镜检查、细菌培养和药敏试验等。

（6）还应对抽出液做仔细的肉眼查看，以初步判断液体性状。正常滑液呈草黄色，清澈、透明。若抽出的血中含脂肪滴，可能是关节内骨折；陈旧性血液呈暗红色，多因外伤损害；如为混浊液体常提示感染，脓液则可确定为感染。应根据检查结果予以及时治疗。

（7）对各关节注射类固醇，不应多于 3 次，因多次向关节腔注射此类药物可引起关节损伤。

二、活体组织检查

（一）针刺活检

本法对于组织的损伤轻，宜用于治疗前的基本诊断，且可在局部进行手术治疗，有条件者可于 X 线或 B 超引导下进行，以提升准确性与实用性。多发性病变不适宜手术治疗，用此方法获取病理诊断代价较小，可确定治疗方案和随访观察化疗效果，有较大的临床价值。

1. 细针抽吸术

用内径小于 0.9mm 的细针穿入组织，以抽吸适量组织浆液。观察脱落的细胞，做出细胞学诊断。细针抽吸仅适用于诊断软组织的病变，准确率在 75% ~ 90%。

2. 粗针穿刺法

用内径大于 0.9mm 的粗针穿刺进到病灶，以获取条块状组织，制成石蜡切片进行病理诊断。骨穿刺器可从病灶钩出小块的骨组织，其内芯为钩状；也可采用空心的环钻，以获取条状骨组织。粗针穿刺诊断的准确率为 80% 左右。

肿瘤细胞穿刺活检后针道种植率很低（约 0.3%），且在穿刺后即进行相应治疗（如手术），使这类情况更少出现。若粗针穿刺发现病灶较快出血，经压迫止血，一般无须进行特殊处理。另外，须小心避免引起脊髓、血管与神经损伤。

（二）切开活检

多在手术时应用这一方法切取标本做病理检查，涉及的多是需要手术治疗的疾病。此活检法获取的标本，须有相邻部分正常组织、正常和病变过渡区组织、病变组织，即为完整标本，以有利于进行正确诊断。如病变的组织较小，应一次性全部切除后进行石蜡切片检查，诊断准确率可达 98%。即使在手术中进行快速冰冻活检，还是应做标本石蜡切片检查，以石蜡切片结果最终判断治疗方法妥当与否。

第三节　固定与牵引

一、骨科固定

（一）石膏固定

骨科临床利用石膏的某些特性，制成管形石膏或石膏托，对于骨折骨体可以起到有效的固定作用。

1. 固定原理

生石膏为硬块状，有 2 分子结晶水，其化学成分为含水硫酸钙。临床上所用医用石膏是熟石膏，这是打碎生石膏并加热至 100℃以上，其分子丢失一个结晶水而形成的白色不透明粉末。熟石膏遇水后又重新结晶硬化。这是骨科的石膏固定原理。

2. 适应证

（1）畸形。①预防畸形发生或加重。②用于治疗畸形。

（2）骨科手术后的固定。

（3）损伤。包括：①关节扭伤、软组织挫伤、肌腱损伤后制动。②关节脱位经复位后外固定。③骨折复位后外固定。④皮瓣手术后制动。⑤肢体冻伤、烧伤等创面生长不良情况下制动。⑥血管、周围神经或修复后制动。

（4）炎症。①软组织急性炎症制动。②骨与关节的急慢性炎症制动。

3. 禁忌证

主要包括：①全身一般状态极差。②创口可疑厌氧菌感染。③年龄过小或过大，不能用巨大石膏。④心肺肾功能不全。⑤进行性腹水患者或孕妇，不能用腹部石膏。

4. 类型和规格

（1）使用类型。根据使用部位，分为颈围、头颈胸、石膏托、石膏背心、石膏夹板、石膏床及管形石膏等。根据有无衬垫，可分为有垫石膏和无垫石膏。

（2）规格。市场常见的有两种规格，分别为 20cm × 500cm 和 10cm × 400cm。前者用于成人躯干、上肢及下肢等，后者用于成人手足或儿童等。

5. 制作

（1）石膏规格的选择。选用长宽适当的石膏绷带若干卷，膏托应达患肢周径的 1/2。

（2）水合石膏绷带。浸泡，通常以35～40℃的温水为宜，到没有气泡溢出时，挤去多余水分。可加一些盐加速固化，但可能降低其硬度。水温低时石膏固化慢，反之则快。不宜反复用浸泡过石膏的温水，应酌情予以更换。一般需要24～72h，固化石膏才会完全干。

（3）常用类型。①管形石膏。肘关节附近的固定可用长臂管形石膏，短臂管形石膏多用于腕关节、桡骨、尺骨固定，膝关节附近的固定则宜用长腿管形石膏，踝关节、腓骨及胫骨的固定宜用小腿管形石膏。②头颈胸腹石膏，适于颈胸段脊柱固定。③头颈胸石膏，用于C_1～C_7椎体固定。④肩“人”字石膏。即胸肱石膏，适合肩关节、肱骨干固定。⑤石膏领，适合C_1～C_3及脱位复位固定。⑥髋“人”字石膏，适合髋关节、股骨固定。⑦石膏床，适合胸、腰段脊柱固定。⑧石膏背心，适合T_6～L_3固定。

6. 应用方法

（1）器具。①石膏剪、撑开器、刀、锯等。②石膏床。

（2）衬垫。①作用：防止石膏过紧而导致肢体血液循环障碍，保护着力点或骨突部以避免压力性溃疡（即压疮）。②材料：棉垫、棉织套、棉花等。

（3）肢体位置。①急性炎症、创伤时肢体应置于中立位。②一般情况应持续固定在功能位。但在矫形或骨折复位需要时，也可暂不采用功能位，应根据具体情况而定固定时间。

（4）皮肤准备。骨突部应加软垫，剃毛或涂油并不必要。

（5）伤口处理。去石膏时拆线即可，缝线一般在3周或3个月后拆线均可。无菌切口可直接包扎。感染伤口应开窗，以方便换药、进食等。

（6）操作要点。①包扎应由近到远。②石膏绷带可采用螺旋包扎法，而不宜反折。包扎应适应肢体粗细。③绷带厚度以6～12层，相互重叠1/3～1/2为好。

④关节附近应敷贴，合理塑形。⑤外露肢体末端。⑥修剪石膏边界。⑦标记石膏包扎日期，以及损伤部位、类型等。

7. 观察、处理与拆除

（1）包扎后观察。①注意观察肢体末端颜色、运动、感觉等。②检查及观察足跟和肘部等未包石膏的骨突处、暴露于石膏外的皮肤及石膏边缘。③出血观察。记录创口出血范围及颜色等，予以标记。如石膏内面的切口出血，应观察床单、石膏边缘及表面有无血迹。注意查看石膏表面的血迹是否扩大，发现石膏的表面有血迹渗出时，可在血迹边缘画圈标记，同时标明日期、时间等；若血迹边界持续扩大，应告之医生，及时处理。④警惕并发症。不当处理可致多种并发症，如压力性溃疡、局部血液循环障碍、化脓性皮炎、坠积性肺炎、缺血性肌挛缩、肌肉萎缩、关节僵硬、神经损伤、石膏开窗后局部肿胀、胃肠功能紊乱、肾结石、骨质疏松等。

（2）包扎后处理。①手指或足趾应被动或主动运动，促进血液循环畅通。②抬高患肢以维持静脉回流。③在带石膏状态下指导患者进行全身活动。④训练患者在石膏包扎范围的肌肉收缩活动，以防骨骼肌萎缩。⑤注意保暖及降温。⑥预防压疮。注意观察。每日按摩 2 次以促进血液循环，防止压疮形成。

（3）管形石膏拆除指征。①创口引流不畅。②创口出血不止。③疑被厌氧菌感染。④石膏毁损、松动或失效。⑤肢体末梢循环出现障碍或石膏压迫产生剧痛。⑥躯干石膏导致石膏综合征。⑦儿童石膏包扎不宜长于 3 个月。

将石膏拆除后，可用凡士林、橄榄油等涂抹于肢体上以消肿。鼓励患者积极锻炼固定过的关节。

8. 功能锻炼

卧床患者的患肢置于功能位，定时翻身。应嘱患者重视固定部位肌肉的等长舒缩运动，及未固定位置的功能锻炼。在病情允许的情况下适度下床活动。

(二)小夹板固定

采用和肢体外形相适应的特制夹板固定局部骨折部位,以做相应治疗。通过压垫及4 ~ 5块夹板,固定肢体骨折部位和肌肉,临床上多数骨折小夹板固定不包括附近关节,仅有少数邻近关节部位的骨折使用超关节固定。有时会涉及上下位关节,可动态地协助骨折复位,有利于骨折愈合,避免关节僵硬。

小夹板固定术包括小腿小夹板、大腿小夹板、上臂小夹板、前臂小夹板等不同种类的固定术。本法有一个逐渐完善的过程。从数个坚硬、窄小的相连竹片发展到4 ~ 5个软质木夹板,由单纯夹板到附加各种压垫,逐渐契合生物力学原理,因而在临床上得到广泛应用。小夹板固定术调整方便、经济实惠、操作简单,但不适用于关节附近的骨折,为其不足处。广义小夹板还可包括石膏夹板、塑料夹板、铁丝夹板等。

1.适应证与禁忌证

(1)适应证。此法在骨科临床多用于胫腓骨、肱骨、尺桡骨、桡骨远端以及踝关节等部位骨折。具体如下:①损伤及四肢骨折的临时性固定与制动,以便转运。②矫正足内翻等畸形。③损伤及四肢骨折的制动与治疗性固定。④四肢陈旧性骨折复位后固定。⑤四肢骨折内固定手术后辅助性外固定。

(2)禁忌证。①伤肢肥胖,皮下脂肪多,因固定不牢易发生不连接或延迟连接者。②伤肢末端已有血液循环障碍现象或软组织过度肿胀者,以及皮肤广泛擦伤者,暂时不宜用此疗法。③极不稳定的四肢骨折以及整复对位不佳、骨折严重移位者。④无法按时观察的患者。⑤关节附近或关节内骨折者。有些关节骨折、股骨骨折等也不适宜用小夹板固定治疗。⑥存在严重软组织感染的骨折,以及严重开放性骨折的患者。⑦已经存在神经损伤症状,在局部为骨折肢体加垫将加重神经损伤者。⑧脊柱骨折者。

2. 小夹板与辅助用品

（1）原理和方法。①原理。由小夹板形成2个或3个着力的挤压点，配用各类纸压垫，外加4条松紧适当的布带缚扎，可防骨折移位。②方法。按伤肢长度及部位，做成适合固定伤肢的各种不同形状及规格的小夹板，一般有2.5 ~ 4mm厚，修圆棱角且刨光。在肢体面衬上棉花、毡垫等，外面则用纱套配上不同类型的纸垫、棉垫等，为外固定的材料。

（2）小夹板制作。①石膏夹板。②铁丝夹板。以直径4mm左右的铁丝做成矩形，在其间使用较细的铁丝网状缠绕。用时衬上厚实的棉花，缠绕绷带。这种夹板可塑为各类形状，常用于临时固定。③木制夹板。柳木、椴木、杉木皮更佳，具可塑性以制成适合肢体的外形，有弹性以利于肌肉舒缩，并有韧性、抗折。接触皮肤面贴附毡垫，外包棉纱套或灯芯绒。可临时修剪或成批生产。④也可用铝片、厚纸板和竹片等制作夹板。

（3）压垫。①用途。用在着力的部位。②材料。以吸水、无刺激、散热性好的毛头纸为佳。③类型。平垫、塔垫、梯垫、高低垫、葫芦垫、分骨垫、合骨垫、抱骨垫及横垫等。

（4）横带。宽1.5 ~ 2cm，长度应绕肢体2周还能打结，也可用4 ~ 6层绷带包扎，作用为给夹板合适压力并固定夹板。

3. 操作方法

（1）过程。①对于骨折，用手法复位。②患肢用松软的绷带做包扎。③选用适当压垫，如分骨垫、高低垫等，有充填夹板与肢体之间空隙的作用，对骨折的复位有利。④选4 ~ 5块长度、大小适当的夹板贴附在肢体表面。⑤夹板等距离捆上横带4 ~ 5条，以横带可以上下移动约1cm的松紧度为好（此时的压力约为7.85N）。

（2）操作须知。①应由技术熟练者进行操作。损伤肢体置于正确位置，外面使用纱套，也可包扎 1 ~ 2 层棉纸，避免将皮肤压坏。②选合适的小夹板型号，按常规顺序放置内外侧夹板及前后侧夹板，助手稳固地扶托，操作者使用布带进行包扎固定。注意灵活调整小夹板类型，可用超关节夹板、特形夹板等。③纸垫大小要合适，准确放置在加压点，为防移动可用胶布固定。④捆扎以后，应检查伤肢末端血液循环及感觉情况。一般情况良好时可进行 X 线检查以观察骨折端对位情况。⑤捆扎所用布带长度要适宜，先捆扎骨折位置的中段，再往两端做等距离捆扎，松紧度以上下可移动各 1cm 为准。

4. 术后康复护理

（1）观察处理。①在伤肢固定后 7d 内，应严密观察伤肢感觉及伤肢末梢血液循环情况，预防缺血性肌挛缩发生。捆扎太松固定无效，太紧可导致肢体血液循环障碍，应酌情随时调整捆扎的松紧度。如出现发绀、感觉迟钝、肢端发冷以及指趾无法自主运动等异常情况时，应即刻将夹板松开，报告医生进行处理。此后每周进行 X 线检查及调整布带松紧度 1 ~ 2 次，直到骨折愈合。②观察及辨别疼痛状况和性质。出现异常情况应及时通知医生做相应处理。③必要时定期拍片复查，以排除骨折移位。

（2）并发症。注意预防并发症，如骨折端移位、骨筋膜室综合征及压疮等。

（3）功能锻炼。治疗期间应用小夹板固定时，每日应指导、鼓励患者遵照计划定量、定时地做伤肢锻炼，促进伤肢功能恢复。

（4）出院事项。①患者和家属须掌握观察患病指趾端血运的方法。②学习功能锻炼的正确方法，居家期间按计划循序渐进地进行运动。但强度要适宜，防止出现新损伤。③出现不适应立即返院诊疗。

(三)骨折内固定

骨折内固定指采用可降解材料或金属,将断开后复位的骨折部固定于适当位置的方法,为目前骨折治疗的主要手段。

1.作用机制

骨折内固定基本机制为2种:加压作用和夹板作用。

(1)加压。这是将两个表面(骨对骨或内固定物对骨)相互压迫,从而在骨折复位后于骨折端施加压力,以使骨折端具压力前负荷而保持复位。加压为骨折固定非常好的方法,可使用最少的内固定材料而获得有效的稳定性。对骨折端进行加压固定操作,有多方面作用:①加压造成前负荷。当所用压力始终大于任何负性作用时,如可产生弯曲作用的生理性张力,骨折面便始终紧密接触。②压力造成摩擦力。当加压面产生的摩擦力始终大于所施剪力时,加压后骨折部位可抵抗滑动性移动。横断骨折中,局部剪力大多由骨骼长轴周围扭力引起。而当骨骼受到沿长轴的负荷,如负重时,斜行骨折的斜面将受到剪力。

可用不同方法产生加压作用。其区别不仅在所用内固定物不同,还在于加压作用机制及效果不同。用一枚螺钉穿过骨折线的方法来获得骨折加压,具体方法是:螺纹部分把持在靠近螺钉尖的骨折块中。当拧螺钉时,骨折块就会被拉向螺钉头顶住的另一骨折块。螺钉产生拉力作用的前提是靠近螺钉头的骨折块。还可采用非螺纹螺钉固定,通过应用半螺纹螺钉或用扩孔钻的方法,去除靠近螺钉头部分骨折块内的螺纹,形成滑动孔。而要使滑动孔发挥适当作用,螺钉必须沿钻孔长轴置放。偏于螺钉长轴的作用力,将会使螺纹与滑动孔之间对合面失去螺钉的拉力作用。加压作用可分2种类型:①静力加压。施加静力以加压后,骨折端之间存在相互压迫。而随骨折端吸收,此种静力压力将逐渐消失。②动力加压。因功能运动而产生动力,导致骨折接触面产生负荷和除去负荷(张力带)。具张力带作用的钢板或钢丝，可将功能性张力变为压力，于是产生一种允许特定负荷传导性运动的固定。

（2）夹板。使用坚固物品将骨折的两端固定、连接起来，强弱程度与骨骼、夹板之间的距离成反比，距离越小、固定的作用越强。常用的材料包括石膏、小夹板、钢板、髓内针等。夹板有2种基本类型：一类是可允许骨折块间内固定物滑动，另一类则是不允许其滑动。传统非内锁式髓内针允许骨沿针滑动，这是由于针与骨间摩擦力一般很小。钢板则不允许滑动，因为钢板螺钉所产生的摩擦力很大，一枚螺钉在钢板下面与骨骼间产生的压力平均高达3000N。

髓内针为治疗骨折非常有效的器材，可不添加任何别的固定方法。髓内针允许骨折端存在小移位，而因吸收可造成骨折端有一定短缩。沿髓内针的滑动（必须发生骨端吸收）可使骨折端重新接触，并重获稳定。钢板适用于简单骨折，如不添加其他方法（如骨折端加压），则无法有效提供稳定性以防止骨折端之间微小活动所造成的骨吸收。当这类吸收发生时，钢板下面与骨骼表面之间的摩擦力将无法承担骨连接作用。此时钢板将承受骨骼的全部负荷，并会发生疲劳断裂。因此，钢板固定一定要伴有用螺钉获得的骨折端加压，或应用钢板预弯的方法获得轴向加压（或由于功能性负荷造成的接触）来保证骨性接触，以抵抗负荷而无间断性移位。

2. 内固定材料和操作

当骨折切开复位以后，可按骨折固定的临床需要选择不同的内固定材料，常用如髓内针、接骨钢板、螺钉、不锈钢丝，以及斯氏针、克氏针等骨圆针。

（1）髓内针。骨科内固定材料。股骨干骨折时，首选髓内针做内固定，进针点位于股骨大转子的内侧梨状窝位置。髓内针类型及形态有多种，长形常见，此外有三翼钉、V形针、三角形针及梅花形针等，适用于相应的特定情况。其中，三角形针多用于长管状骨的骨折，三翼钉多用于股骨颈骨折。

①结构。锁定螺孔在髓内针杆近端,作用为锁牢螺钉,并接连、定位及套定位槽;髓内针由近端延伸成髓内针杆,从针杆近端一直到针杆远端的表面,有长条形减压平面,可存在多条。②髓内针固定术适应证和禁忌证。有 6 类适应证:切除长管状骨的良性骨肿瘤以后,植骨的患者适合选用髓内针做内固定;横形、短斜形与短螺旋形骨折等,长管状骨中部及上部 1/3 段粉碎性骨折不严重者;长管状骨的骨折位置在上中 1/3 段,其畸形愈合之后需做截骨矫形术,可选用髓内针做内固定;多处长管状骨骨折,骨折类型和部位与以上情况相符合;骨折后骨缺损较多,需进行植骨的患者;以上情况发生病理性骨折的患者。此固定术的禁忌证有:如果患者一般情况不好,就不应做使用髓内针的内固定术,也不可同时于肢体两侧进行;患者尚在青春期,而长骨存在 2 个及 2 个以上不同的弯曲,或骨骼病引起骨髓腔闭塞,也属于禁忌证范畴。③手术过程。应根据适应证来应用髓内针,进行内固定治疗的目的为固定骨折的部位。选择的髓内针长短和大小均应适当,插入后置于骨折两侧断端骨髓腔里进行固定。临床上髓内针的内固定有闭合性和开放性两类,具体分成多个步骤:掌握患者病情,做好术前准备,拍 X 线片;选择髓内针的长短和粗细要合适,打入器、拔出器等也要适当;使用合适的麻醉方法,一般上肢多选臂丛麻醉法,下肢可选持续性硬膜外麻醉,也可选择腰麻或全麻;选择两种手术方式中的一种进行手术。开放式的髓内针内固定术适用于成年患者股骨颈骨折,肱骨干、股骨干、胫骨中上段等处骨折,以及指、掌、趾、跖等处骨折。有时采用闭合式的髓内针内固定手术不成功,也可应用开放式手术。这时可切开骨折部位,这种处理方式既能顺行将髓内针穿进,也可逆行将髓内针穿入。复位及固定的手术均在直视下做,成功概率比闭合式更大,不过穿针和复位也更加复杂。髓内针的闭合式内固定手术创伤小、操作简便、出血少,适用于长管状骨的骨干骨折,而且手术用时较短。根据进针侧与进针点估算,适合横形、短斜

形与短螺旋形等骨折，以及骨干2/3段内的轻度粉碎性骨折。闭合式髓内针内固定术应当在X线透视下操作，采用带有增强器的X线荧光电视则更有帮助。④手术须知。要留心髓内针的打入方向，尤其V形针在进针时，针嵴应朝外侧，针凹面应朝内侧。如遇卡针面临进退两难或髓内针的拔出器钢钩因断裂难以拔出，可用拍X线片或按骨外钢针的长度来判明骨髓内针尖端的部位。髓内针的粗细不当或进针的方向存在偏斜，均可导致骨折端分离，须进行相应的调整或更换髓内针以后重新打入。注意必须消除骨折位置的间隙，以免引起延迟愈合，有时甚至还会导致无法愈合。遇到卡针无法向前进时，需检查针嵴的方向。如针嵴方向没有问题，就可能是对进针路径而言，髓内针粗细不当，可调整方向或换粗细合适的髓内针后重新打入。

术后还应加强护理。髓内针内固定术后，大约需等待1年，到骨折已经坚固愈合，通过影像检查也清楚表明骨折已愈合，才可取出髓内针；在上肢手术以后，可使用三角巾在胸前悬吊，需尽早对肩、腕和肘等关节进行锻炼；粉碎性、斜形、下肢螺旋形等骨折手术后，应进行外固定；不必外固定的下肢骨折者，可在4 ~ 6周将患肢放于托马斯架后方可下床进行部分的负重活动；粉碎性骨折及植骨术后，还应外固定一段时间，保证骨折愈合牢固、稳定。

在骨科临床应用中，髓内针内固定术也表现出相应的优缺点。髓内针内固定术有下述优点：①由于采用闭合及微创手术，手术的感染率大幅度下降。骨折获得愈合后从小切口将髓内针取出，也属于微创手术。②本手术能控制骨折处的轴向力线，而带锁髓内针则能避免骨折部位旋转畸形，从而使内置物的断裂风险降低。③弹性固定、中心固定、应力分散等，可避免应力遮挡效应，降低骨折再次发生的可能性。④本手术对骨折愈合有益。可保留手术位置血肿里的生长因子(具有成骨作用)。手术所致肌肉收缩引起的微刺激等因素也可促进骨折愈合。此术中扩髓碎屑具自体植骨作用，对骨膜血运的破坏也较轻。⑤由于固定较牢靠，术后早期患者即可做功能锻炼以及负重活动。

但髓内针内固定术也存在一些缺点：①扩髓可能使骨髓成分入血，引起脂肪栓塞。②开放性及干骺端等骨折不能使用髓内针，从而限制了其应用范围。③对旋转的控制不及钢板与外固定。④扩髓对内侧骨皮质的作用，引起骨内膜血运的破坏。⑤髓内针应用受到骨髓腔直径限制。

（2）螺钉。①结构。螺钉钉芯，即螺纹处钉杆；螺杆，为螺钉的无螺纹处；螺钉外径，为螺纹直径；螺距，即螺纹之间的距离。钉芯部分对于螺钉很重要，截面大小又与抗弯曲强度直接关联。钉芯的直径越大，产生的抗弯曲强度越强，其直径又跟使用的钻头直径相关。②螺钉断裂预防。弯曲应力、扭转应力等可引起螺钉断裂。扭转应力造成螺钉的剪切应力，导致剪切断裂。而弯曲应力作用在螺钉长轴时也会出现断裂。如钢板固定时未拧紧螺钉，使钢板在螺钉帽下滑动而致弯曲应力，引起螺钉断裂。临床应用上，螺钉一定要拧紧，但不可过紧，否则会增加螺钉扭矩，产生扭弯应力。

（3）骨圆针。如斯氏针、克氏针等，为骨科内固定常用材料。长度约为20cm，而直径则各不相同，存在不同规格。直径≤ 1.5cm 的，叫克氏针，多应用于手脚短骨骨折；直径＞ 1.5cm 的，称为斯氏针。

二、牵引术

牵引术应用适当的持续牵引力及反作用力，以缓解肌肉等软组织的挛缩、紧张及回缩，以实现脱位和骨折的骨关节整复、制动、维持复位和功能锻炼目的，在骨科治疗中应用广泛。此外，牵引术也用于畸形挛缩肢体的矫正、炎症肢体的抬高与制动治疗等。

（一）原理和应用

1. 治疗原理

为达到骨关节整复和维持复位的目的，而利用持续的牵引力、反牵引力。一般由重锤提供牵引力，反作用力则来自体重本身，产生反牵引力。抬高床脚在下肢牵引时可增加反牵引力。成角牵引力构成的平行四边形对角线是二者合力的方向，合力大小 $F=\sqrt{F_1^2+F_2^2+2\cdot F_1\cdot F_2\cdot\cos\alpha}$（$F_1$、$F_2$ 为两成角牵引力的大小，α 为两者夹角）。在牵引治疗中，使用动滑轮可省一半力量，而定滑轮则用于改变力的作用方向。

2. 功能作用

（1）对脱位及骨折进行整复，维持复位后的位置。

（2）对坐骨神经痛、腰椎间盘突出、颈椎病等相关疾病进行治疗。

（3）在术中与术后进行脊柱侧凸术前牵引、防水肿等辅助治疗，方便术后护理和管理。

（4）骨关节感染性疾病牵引，有利于制动、止痛，防止病理性骨折等。

（5）缓解疼痛和肌肉痉挛，矫正、防止关节畸形。

3. 应用须知

（1）应摄片或测量肢体长度以了解复位情况。

（2）根据具体情况调整牵引力量、方向以及牵引器具的位置等，牵引力不够或过度牵引均会影响骨折愈合及复位。

（3）2 ~ 3d 内应使骨折牵引复位，此后维持牵引于此位置。

（4）加强牵引下的护理以及功能锻炼。

（二）牵引分类和用具

1. 分类

（1）按力学的设计，可有联合牵引、固定牵引、滑动牵引等。

（2）按牵引部位和用具，可有骨骼牵引、皮肤牵引、枕颌带牵引、垂直悬吊牵引、手法牵引、骨盆悬吊牵引等特殊牵引。

（3）按特殊名称，有布朗氏架牵引、鲁塞尔氏牵引等。

2. 用品

（1）牵引床。

（2）床脚垫。一般是 20 ～ 40cm 高、大小不等的方木块。

（3）牵引绳、滑车、牵引锤、骨盆悬带、枕颌带等各种特殊设计的牵引带。

（4）牵引弓和牵引针。如颅骨牵引弓、马蹄形牵引弓、克氏针和斯氏针等。

（5）托马斯架、布朗氏架等特殊支架。

（6）用于皮肤牵引的撑木（扩张板）、胶布，用于涂擦皮肤的复方苯甲酸酊及乙醚等。

（三）牵引方法

1. 手法牵引

力量可按需加大，时间短，常用于关节脱位、骨折移位整复。本法先将患肢放置在利于手法复位的适当位置，其近侧端以布带或由助手以手进行对抗牵引，患肢的远侧端则以布带或由助手以手持续、平稳地牵引，协助操作者以手法做整复。直到整复完成并外固定后，才停止牵引。为节约体力，方便 X 线透视检查和手法复位，操作时可将牵引方式改成器械牵引，如运用上肢及下肢螺旋牵引架，或用石膏床等。

2. 皮肤牵引

此法是用泡沫塑料布包压于患肢皮肤，或借助胶布贴于患肢皮肤，利用肌肉的骨骼附着点，传递牵引力到骨骼。本法牵引力较小，所用设备较简单，仅用扩张板、牵引支架、重锤、滑轮、牵引绳、绷带、胶布、棉花等，以及用于床脚垫高的木垫。

（1）适应证和禁忌证。适应证：①对感染性骨关节病的制动，预防病理性骨折和关节挛缩等，并止痛。②骨折已做内固定或外固定等，还需制动者。③儿童肱骨骨折在外展架上的牵引治疗或肱骨不稳定性骨折牵引，及成年人下肢骨骼牵引的辅助牵引等。④暂时制动。⑤儿童（尤其是股骨骨折）、年老体弱或肌肉不发达者骨折、脱位。⑥陈旧性关节内骨折、瘢痕挛缩、脱位等术前和术后辅助性治疗。

禁忌证为皮肤有损伤或有炎症，或对胶布过敏者，禁用皮肤牵引。

（2）操作方法。扩张板置于胶布远侧端，中心钻孔并打结穿绳，再经牵引架滑轮装置，悬吊适当重量，做持续皮肤牵引。步骤如下：①贴胶布的皮肤部位剃毛，涂苯甲酸酊或乙醚。②用胶布纵向贴于肢体，长宽合适。③扩张板放置在距肢体末端 4 ~ 5cm 位置，连接牵引绳。④骨突起处垫少许纱布或棉花。⑤胶布外缠裹绷带。⑥开始牵引的重量应稍轻，此后调到不超过 5kg 的治疗重量。

（3）注意事项。①一般牵引重量不可大于 5kg。避免由于牵引力较大，产生水疱或伤及皮肤，妨碍牵引的继续。②牵引时间一般为 2 ~ 3 周。如果时间太久，上皮的脱落会影响胶布粘着；若要继续，须换新的胶布以保持牵引。持续牵引时间一般不应超过一个半月。③本法适用于年老体弱者和儿童，前提是皮肤完好。④注意胶布粘贴的长度和部位要合适，胶布不可贴在踝上，应平整无皱。绷带包缠时不要扭转或压迫腓骨头颈部，避免压迫腓总神经而导致麻痹。⑤牵引期间应定时查看牵引胶布粘贴情况及患肢长度，及时调整体位及重量，防止牵引过度。5d 内肢体的肿胀消退时，一般可矫正骨折畸形与重叠。牵引 2 ~ 4 周，骨折端不再有移位、产生纤维性连接时，可替换成石膏固定，避免卧床时间过长，对功能锻炼不利。

3. 骨骼牵引

此法力量较大，能有效调节，持续牵引时间较长，可达到较好牵引效果。但因骨骼牵引有较大力量，操作时须有对抗牵引。

（1）方法和原理。牵引穿针时儿童宜用全麻，成人可用局麻。临床常用持续四肢骨骼牵引术，骨骼上穿过斯氏针或克氏针，以及使用牵引支架和绳子、连续牵引弓、滑车等牵引装置。由于牵引力对骨骼的直接作用，可产生超过皮肤牵引力5 ~ 6倍、足以对抗肢体肌肉产生的收缩或痉挛力量。牵引的同时还可在局部加用小夹板固定，矫正骨折端侧方移位。受牵引肢体的体位调整，能矫正骨折的旋转移位，在持续骨牵引下，还可矫正成角畸形。

（2）适应证。本法适用于不宜手术和手法复位的骨折、脱位：①开放性骨折等，以及战伤骨折或开放性骨折感染。②骨折处皮肤擦伤、烧伤等损伤，有些软组织有伤口或出现缺损时，以及严重软组织损伤。③成人的长骨不稳定骨折（如螺旋形、斜行及粉碎性骨折等），由于肌肉强大而易移位骨折（如颈椎、骨盆、胫骨及股骨的骨折），及颈椎脱位等。④粉碎性骨折。可用枕颌带牵引、颅骨牵引、下肢皮牵引、小腿皮牵引、骨盆悬吊牵引、悬吊双下肢皮牵引、尺骨鹰嘴牵引及股骨髁上骨牵引。⑤肢体暂不宜做其他固定且伴有血液循环障碍（如儿童的肱骨髁上骨折）。⑥伤者合并胸、腹或骨盆部损伤，且肢体不宜做其他固定。⑦肢体严重肿胀或感染等。⑧肌肉发达者。

（3）颅骨牵引。操作：①剃头、头肩垫高、仰卧，头扶正，略伸出床沿。②鼻梁至枕骨粗隆连线与两乳突经过颅顶额状线的交点为中心，消毒并局部麻醉以后，于其两旁5cm位置做切口。③安置牵引弓。④以颅骨钻钻穿颅骨外板，其方向应与额状线呈45°。⑤调整牵引方向和螺钉，牵引重量视病情3 ~ 12kg不等。

（4）胫骨结节牵引。操作：①适合股骨干骨折、股骨粗隆间骨折、骨盆骨折、髋关节脱位等。②牵引重量为体重1/10 ~ 1/7。③胫骨结节下面，一横指后交叉点处为穿针点。④进针应从外向内，避免损伤腓总神经。

（5）股骨髁上牵引。操作：①适应证与胫骨结节牵引相同，而牵引力更大。②腓骨小头上缘与髌上缘纵线交点为穿针点。③进针应从内向外，避免损伤周围血管。

（6）尺骨鹰嘴牵引。操作：①适合肱骨干或髁上骨折。②牵引重量为 2 ~ 3kg。③屈肘 90°，以尺骨鹰嘴下面一横指位置为穿针点。④进针应从内向外，避免伤及尺神经。

（7）跟骨牵引。操作：①适合于胫、腓骨骨折。②牵引重量 3 ~ 6kg。③以内踝尖与足跟后下缘的连线中点为穿针点。④进针应从内向外，避免损及胫后神经和血管。

（8）注意事项。①开始牵引的数天对矫正骨折端的对位情况做透视，及时进行体位调整或加纸垫或小夹板矫正。②常检查牵引针或牵引钉处有无不适。如皮肤绷得太紧，可适当做少许切开，以减小张力；穿针位置如感染，可使皮肤保持干燥，想办法让其引流畅通；若感染较严重，需将钢针拔出并改换牵引位置。③牵引期间必须每天对伤肢血液循环情况进行观察并测量伤肢长度，注意切勿过重牵引，以防牵引过度。肢体肿胀消退后，酌情减小牵引重量。④应鼓励患者在牵引过程中进行功能锻炼，防止未牵引肢体或伤肢关节僵硬、肌肉萎缩。⑤一般牵引时间不多于 8 周。若要继续使用牵引术，须改用皮肤牵引，或更换牵引针或牵引钉的部位。

4. 特殊牵引

（1）头颅带牵引。指的是用头颅牵引带经牵引支架及滑轮，加重量进行牵引。适用于神经根性颈椎病、颈椎间盘突出症、轻度的颈椎脱位或骨折等。牵引方法：①坐位牵引。可每天 1 次，20 ~ 30min，间断牵引。重量从 6kg 开始，可根据患者具体情况，逐渐增加到约 15kg。应注意的是，若颈椎存在松动不稳，不应做重量大的牵引，以免加重症状。②卧床连续牵引。牵引重量一般为 2.5 ~ 3kg，利用牵引固定、维持头颈部的休息，以尽快吸收骨质增生及椎间隙松弛所致水肿，缓解患者症状。

（2）胸腰悬带牵引。本法适用于整复治疗胸腰椎体的压缩性骨折。①采用帆布带、金属悬吊牵引弓及用两铁环做成的胸腰部悬带。治疗时患者取仰卧位，头下垫枕，在可升降手术床上，固定两小腿。然后将胸腰悬带悬起，让手术床下降，使患者呈超伸屈状态，即可整复胸腰椎体的压缩性骨折；用缠裹石膏背心的方式固定后，解除牵引。②持续胸腰悬吊牵引术，适用于脏器严重病变者或老年患者。用长 50cm、宽 20cm 的帆布带，两端用直径 3cm、长 25cm 的木棒套穿固定；悬带的两端加上绳子和滑轮，使患者呈仰卧位，即可行胸腰悬吊牵引术。应酌情逐渐增加重量，使患者脊柱超伸展，使其胸腰部脊椎的压缩性骨折慢慢复位。与此同时，增强腰背肌的功能练习，保持压缩性胸腰段脊椎骨折的复位。

（3）骨盆带牵引。适用于腰神经根激惹症状及腰椎间盘突出症者。有 2 种方法：①在骨盆处固定骨盆牵引带，在两侧各有一条牵引带系上相等重量，两侧的总量为 9 ~ 10kg，抬高床脚 20 ~ 25cm，以人体重量做对抗，持续牵引。患者可同时增强腰背肌肉的功能锻炼，让腰腿疼痛症状逐渐消退。②较大机械重量间断牵引。使用固定带将两侧的腋部往上固定，做对抗牵引；再以骨盆牵引带进行固定、牵引，每天 1 次，每次牵引 20 ~ 30min。开始牵引重量为体重的 1/3，缓慢增加牵引重量，逐渐使腰腿疼痛的症状消失。不过，为避免加重症状，在腰椎存在显著松动和不稳时，不要用较大的重量做牵引。

（4）骨盆悬带牵引。适用于骨盆骨折患者分离移位较为明显者，或骨盆环骨折存在分离移位及向上移位，通过下肢的牵引复位后仍存在分离移位者。此法用牵引支架和骨盆悬带经滑轮做牵引，同时进行双下肢骨或皮肤牵引，整复骨盆骨折的分离移位。4 ~ 6 周后可解除牵引，改用石膏裤做固定。

（四）注意事项

1. 预防并发症

（1）坠积性肺炎。拍背、定期翻身，以促进排痰。

（2）压疮。①对于皮肤牵引患者，应留心观察其是否对胶布过敏，防止牵引弓、牵引针滑落。发现牵引弓螺母松动、牵引针移位等情况要及时处理。②防止牵引针孔出现感染。避免牵引针滑动，钉孔位置应每天用酒精消毒 2 次。③常按摩骨突部位，保持皮肤卫生及床单位的干燥、整洁。做好便秘的预防。

（3）足下垂。采用足托板，将踝关节置于功能位，强化足部主动及被动运动。做下肢牵引时注意于膝外侧垫棉垫，避免腓总神经受压迫。

（4）关节僵直。鼓励患者做被动及主动运动，包括按摩、活动关节及肌肉等长收缩等。

2. 康复指导

（1）注意做好出院指导。

（2）患者应坚持功能锻炼，保持牵引的有效性。

第四节　关节镜诊疗

关节镜诊疗是指从关节部位皮肤切开几个直径 5 ~ 10mm 的孔，由此把手术器械和摄像头伸进关节中，于显示器观察下诊断以及治疗各种关节病的方式。临床经验表明，肩、膝、髋、肘、腕、颌、掌指、踝等关节，以及胸椎、腰椎关节损伤及疾病均可用此法进行诊治。

使用本法诊疗的优点有：①手术的安全性高、创伤小，可在相应部位重复手术，也不影响日后进行其他的关节手术。②手术切口小，形成的皮肤瘢痕极小，不易感染。③多种疾病都可在一次关节镜手术中同时进行。使用膝关节镜时，还可做切除滑膜皱襞、清理关节等多项治疗。④适应证多，禁忌证少。

一、适应证与禁忌证

关节镜手术适用于各种各样的关节病变。当身体条件差，不宜进行常规手术时，并非不适宜做关节镜手术。

（一）适应证

1. 诊断

（1）肱二头肌腱的粘连情况，肩袖破裂的程度和位置。

（2）对关节滑膜活检。

（3）对非感染性关节炎进行鉴别诊断。从关节内有无结晶体、关节滑膜充血和水肿等病理改变，以及软骨损伤程度，帮助区分骨关节病、晶体性关节炎及类风湿性关节炎。

（4）通过观察是否存在关节内游离体及关节内软骨损伤等，可明确诊断骨关节病，如长期的髌软骨软化病。

（5）分析色素沉着绒毛结节性滑膜炎等慢性滑膜炎的病因。

（6）尤其适合膝关节疾病的诊断。如：①膝关节脂肪垫病变和滑膜皱襞综合征的诊断。②了解膝关节半月板损伤程度、形态及部位。③观察腘肌腱止点和膝关节交叉韧带损伤情况。

2. 治疗

（1）可治疗膝关节软骨缺损、膝关节半月板损伤、髌骨关节疾患、膝关节前后交叉韧带损伤以及儿童先天性盘状半月板。也用于治疗关节活动受限和各部关节粘连、各种关节内骨折以及各种不明原因的关节疼痛。

（2）治疗关节内各种炎症，如骨关节炎及滑膜炎、剥脱性骨软骨炎、创伤性关节炎、结核性关节炎、化脓性关节炎、类风湿性关节炎等。

（3）明确诊断之后，可在镜视下对膝、肩关节某些病变，用特殊器械进行手术，多可取得满意效果。如关节灌洗清创术、前交叉韧带修复术、半月板边缘断裂缝合术、关节粘连松解术、半月板撕裂部分或全部切除术、肩袖清创术、滑膜皱襞切除术、肱二头肌腱粘连松解术、胫骨平台或髁间嵴骨折修整术及关节内游离体摘除术等。还可在关节镜下对四肢大关节类风湿性关节炎等疾病进行滑膜切除术。

（4）用于髌骨软化症、滑膜软骨瘤病、滑膜皱襞、关节囊粘连、游离体及骨赘（骨刺）等的治疗。

3. 研究

由于可多次进行关节镜检查，此术适合研究在关节疾病发展过程中关节内病变的情况。通过滑膜活检、录像及拍照等，可取得其他诊疗方法难以得到的资料，对于诊断、治疗及预后判断等都有很大帮助。

（二）禁忌证

关节镜治疗仅有一个绝对禁忌证，就是关节僵直，因为此类情况会妨碍关节镜操作。选择关节镜进行检查时，尤其应注意以下 2 点：①出血性疾病在术中出血时，为了得到良好视野，虽可应用大量生理盐水冲洗，但术后可能出现关节大量积血。②近期内做过关节造影的患者，有可能继发滑膜炎。在造影后 1 周内做关节镜检查可获得假阳性结果。

二、手术方法

（一）滑膜切除

关节镜下做滑膜切除对比切开关节腔行滑膜切除，具有切口小、创伤少、功能恢复较快及基本不影响关节的功能活动等益处。

1. 切除类型

适用于慢性滑膜炎、类风湿性关节炎、关节反复疼痛和积液等症。对色素沉着绒毛结节性滑膜炎和软骨瘤，关节镜切除后容易复发，以切开关节囊后做滑膜切除为宜。

2. 操作要点

（1）使用气囊止血带，先行关节镜诊断性检查，了解滑膜病变部位等情况。

（2）于髌骨上外方做小切口，插入切削器，进至髌上囊，用手指压迫切削器刃口部位皮肤，其刃口对着滑膜并移向滑膜。启动切削器使之旋转，以切削滑膜。

（3）切削路线按一定顺序，避免出现遗漏。

（4）可于关节镜观察下做手术。也可于切削以后，间断用关节镜查看切削效果。

（5）必须削除髌骨以及股骨髁周边的滑膜。

（6）将关节线周围及半月板上下面附近的滑膜、脂肪垫削除，对显示半月板并进行查看有重要作用。

(7)后关节囊滑膜组织切除时,关节镜可经股骨髁间切迹进入后关节囊,然后由膝后外侧或内侧入路插入切削器,以切掉滑膜。

(8)用关节镜仔细查看滑膜,确定已较彻底切除后,用生理盐水充分冲洗、灌注膝关节腔。

(9)对关节镜入路切口进行缝合,然后用大棉垫加压并包扎膝关节。

(二)半月板切除

如能选择部分切除半月板,就不采用全切除,这是半月板切除原则。因为半月板全切除会导致关节不稳定和关节软骨面退行性变。关节镜半月板切除应进行最小限度的半月板切除及缝合,相较于全切,保留半月板边缘部位可缓冲部分重力,有利于保持关节的稳定性。

1.查找疼痛原因

半月板损伤后需经关节镜了解产生疼痛的原因,以获取半月板切除术最佳效果。被撕裂的半月板游离缘嵌压在股胫关节间,虽然半月板自身没有痛觉神经,但牵拉周围关节囊时将导致疼痛。因此,将损伤半月板游离缘切除后,就可消除牵拉关节囊的致痛因素,还可避免半月板进一步撕裂。

2.切除类型

(1)半月板部分切除术。适用于桶柄样撕裂、纵行及斜行撕裂。切除活动的撕裂片以维持周边半月板(至少 2mm)完整、稳定。

(2)半月板次全切除术。适用于半月板边缘部撕裂者。

(3)半月板全切除术。适用于半月板横断及水平撕裂,或经关节囊上撕脱,无法部分保留半月板的患者。

3.操作原则

(1)为方便操作,应牵拉撕裂瓣,使半月板切除部位处于张力状态。

（2）必须用探针检查胫骨面及股骨面，从而清楚地了解半月板撕裂瓣基底宽度，明确半月板撕裂类型及部位，以免切除过多或过少。

（3）较大的半月板撕裂瓣，最好切除整块撕裂部，较复杂的撕裂可小块咬除。

（4）切除半月板时，咬钳应沿着半月板内侧缘，不可伸向边缘部。尽量不要切除半月板边缘部，以免半月板失去半月形状，失去减震作用及稳定性。

（5）半月板切除边缘应保留弧形，不要遗留三角形的活动瓣。

4. 操作要点

（1）由拟切除的半月板外侧髌下入路插入关节镜。由同侧插进手术器械，准备采用三角术式进行关节镜操作。

（2）先查看半月板有无不稳定现象，以及撕裂、损伤变性等。使用探针触碰半月板，明确其撕裂深度；还可用探针插到半月板胫骨侧的深面，观察有无撕裂；并用探针触压半月板的股骨面，判断是否有水平撕裂（皱起）或退行性变（变软）现象。

（3）若切除内侧半月板，可使患者小腿屈曲 10° ~ 30°并下垂，用力外翻膝关节来扩大膝关节内侧的间隙，再进行下一步操作。

（4）做外侧半月板切除术，使患者膝关节屈曲 60° ~ 80°，用强力内翻位来加大外侧的关节间隙。按半月板撕裂状况和类型，做半月板的全切、次全及部分切除术。

（5）半月板出现纵裂、大瓣状断裂、桶柄样断裂等，均可整块取出、切断；变性组织及撕裂则可零星切除，然后修整边缘。套管冲洗，使半月板碎屑及血液流出关节腔。

（6）缝合皮肤切口，以弹力绷带进行包扎。

(三)摘除关节游离体

关节游离体包括软骨游离体、骨软骨游离体、纤维性游离体,以及异物、肿瘤游离体。游离体虽可处于膝关节的任意部位,却容易停留在内外踝沟、髁间切迹、髌上囊、后关节腔及关节线。检查时应尤其留意这些位置。

对游离体做关节镜检查时,不仅要注意游离体,还要参考X线检查结果和病史,查找造成剥脱性游离体骨软骨炎等病变的证据。实际游离体数目可能有时较X线所显示的更多,对此不要遗漏。发现较大游离体位于髌上囊或内外踝沟内时,可于关节镜观察下采用手指轻压两侧的游离体表层皮肤,用针由皮肤刺进游离体予以固定,然后用齿钳夹持,切开皮肤以后取出。小游离体可用套筒或钳夹以负压吸出。

三、并发症处理与功能维护

(一)并发症处理

1.术后关节血肿

这是关节镜手术后常见的并发症,主要表现包括不能直腿抬高、患肢膝关节肿痛、关节穿刺见血性液体等。出现膝关节血肿时可将患肢置于抬高位,并休息3 ~ 5d,功能锻炼应暂停。关节镜手术中如发现关节内有较多出血,可于灌注液中加进麻黄素1支,以帮助止血。

2.关节软骨面损伤

软骨损伤为最常见的并发症。因修复难度大,应在直观下进行关节镜检查及手术,使用的器械切不可在软骨表面划动或强力插进关节间隙。

3.生理盐水外溢

向关节腔注入生理盐水可扩张关节囊,但生理盐水可能外溢到关节腔外,此时应压迫关节囊以止住液体外溢。对于关节镜观察一般妨碍不大。但应注意：①注入关节腔时避免液压过大。②髌外侧注入液体时，为防止液体注射到关节外，注入针可插到髌骨的关节面之间位置。③手术的入路切口应尽量小。

4. 止血带伤

进行关节镜手术，最好应用止血带，以避免关节内出血，且有助于进行手术。但如果止血带应用不当，也可引起止血带压迫处暂时性腓神经麻痹或软组织疼痛。注意每次使用止血带的时间应少于 90min，并及时调整止血带压力。

（二）功能维护

1. 被动功能训练

可借助仪器进行关节被动活动锻炼，或由健肢协助患肢完成关节活动度训练，以预防关节僵硬、关节术后粘连。注意训练应在不引起病情加重或不加重疼痛的情况下进行，范围尽可能接近正常最大限度的活动，动作轻柔、速度缓慢。关节活动度训练不宜过早进行，否则可能造成关节腔积液增多。

2. 关节松动术

通过摆动、滚动、旋转、分离等手法使关节松动。

3. 力量训练

术后早期以等长运动训练为主，进行早期负重、早期活动度练习；中期以等张运动训练、轻负荷抗阻为主，强化活动度练习及平衡练习；后期以抗阻训练为主，增强能力，强化功能性训练以早日恢复正常功能。训练的时间及强度应逐渐增加。

4. 出院指导

（1）注意平日关节保暖，避免受凉。

（2）按要求坚持功能锻炼，直至关节不再疼痛、活动正常。

（3）定期随访。

第五节　康复治疗

康复医学为综合性的应用学科。其理论基础建立在生物物理学、神经生理学及人体运动学等学科上；而在医疗实践上，又与各门临床学科联系紧密，与生物医学工程学、社会学与心理学等学科配合密切，帮助患者实现全面康复。这使骨科的康复医疗方式丰富多样，包含各种促进骨关节和机体功能代偿及恢复的方法。

一、运动疗法

（一）基本概念

运动疗法又称为体育疗法或医疗体育，简称体疗，可将通常所说的锻炼看作此疗法的一部分。出于医疗及预防目的，应用此疗法各种被动、主动的运动形式进行训练，可促使患者或亚健康人群更好地康复，恢复身体功能。在康复医学中运动疗法是康复治疗广泛采用的手段与方法，成为现代综合疗法的重要方面。如上所述，运动科学及医学为此疗法的基础，医学和运动科学相结合是其特点。临床上还根据疾病特点来选用适当的训练方法，制订运动处方和综合康复方案，依据体育锻炼的基本原则来做治疗和训练，以促进机体康复，改善及提高内脏功能与运动能力。

对骨关节疾病的康复治疗而言，运动疗法具有重要作用。人体的运动系统是以肌肉作动力、关节为枢纽、骨骼作支架的精密、和谐且复杂的系统。骨科病就是运动系统的疾病，生活中不管哪种致病或有害因素使此系统的完好状态受到破坏，都会造成人体运动功能的障碍，而障碍将加重对肌肉、骨骼、关节的损害，造成恶性循环。而且，运动疗法对于保证韧带和关节囊正常张力，保证骨骼组织正常代谢，维持肌肉的形态以及力量极为重要。借助运动或锻炼，可充分激发身体的代偿机制，维持正常骨密度，避免关节挛缩和粘连，并可修复肌力。这使运动疗法成为骨关节病康复治疗的一个重要手段。

骨关节损伤与疾病的临床治疗过程中，为减轻、避免并发症和后遗症，缩短患病时间，常常要进行康复锻炼，应用运动疗法，其在临床上具有极为重要的地位。被动和主动的运动锻炼，不仅要在早期进行，且要贯穿整个临床治疗。可见，骨科病区内需要配备必需的体育治疗设备、增设小型的体疗室以及增加专职康复医疗人员，使骨关节损伤及疾病的康复体疗得到普及、推广，也使广大伤残病患者获得适当的康复治疗和处理，尽早重返社会和工作岗位，实现康复目标。

(二) 基本类型

运动疗法的具体方式丰富多样，但也有其共同特点，那就是必须经由人体各部位的关节运动与肌肉收缩来完成。由此，可按照收缩的形式及肌肉主动用力程度，将体疗分成以下几个基本类型。

1. 按收缩形式分类

等长收缩与等张收缩是肌肉收缩的两种形式，在运动科学的训练分类中，可将运动分成等张训练及等长训练，临床上体疗也多据此分类。

(1) 等张训练。这是运用机体等张收缩所做的训练。等张收缩为日常生活里最常有的肌肉收缩过程。这一收缩过程指肌肉在收缩时维持肌张力大体不变，而肌肉长度发生变化，此时可对一定负荷进行对抗，从而出现关节活动。肌肉起点及止点间的距离若在收缩过程中缩短，就称为等张缩短或向心性收缩。如肩部外展肌群收缩致肩部外展，即为等张缩短。若肌肉起止点间的距离在做动作时逐渐延长，就称为等张延伸或离心性收缩，主要作用在于控制肢体下落速度与动作快慢。如肩部外展肌收缩，使外展臂下落过程中下落速度变慢，即为等张延伸。

（2）等长训练。这是运用静力性收缩及等长收缩的训练。收缩过程中肌肉起点与止点距离并没有变化，肌肉纤维的长度则稍微缩短，此时肌腱部位被拉长，整个肌肉长度大体不变，也不出现关节运动。肌张力在等长收缩过程中明显增加。在平常工作与生活中，保持特定姿势与体位就在于肌肉的等长收缩。等长练习是借运动疗法增强肌力效果的方式。另外，关节发生炎症、疼痛肿胀及创伤等情况，或用夹板和石膏固定关节，关节不宜或不能活动时，也常应用等长训练做静力性收缩，可以使肌肉失用性萎缩得以减轻及延缓。

2. 按肌肉主动用力程度分类

据运动时完成动作过程中肌肉主动用力情况与程度，可将肌肉运动分成抗阻运动、助力运动、主动运动、被动运动。其中前 3 类也可以统归为主动运动，因这三者都存在主动用力的因素。

（1）抗阻运动。指患者在运动过程中必须克服外来的阻力以完成动作。这个阻力可由人力提供，人力的优点是方便调节阻力大小，可在相应运动过程中逐渐按需合理地减少和增加。当接受锻炼的肌群肌力已达 4 级或 4 级以上时，多由器械或重物提供阻力，如弹簧装置、哑铃、沙袋等以及复式墙拉力器。

（2）助力运动。指患者在助力帮助下主动进行肌肉收缩以完成动作。助力可为较大的浮力或器械牵引力，也可为患者健肢或医务人员提供的人力。

（3）主动运动。又称为自由运动，这类运动既不需要克服外来阻力，也不需要助力，由患者主动的肌肉收缩来完成整个动作。运动疗法里应用最广泛就是主动运动，这也是大多数运动方法或方式的主要部分。

主动运动多于助力运动与被动运动使基本肢体功能得以恢复后进行。主动运动虽不需他人帮助即可进行，但对患者而言，仍应在医务人员监督与指导下进行，以使运动量适度、运动方式方法合理，避免运动损伤，由此体疗可在循序渐进中日见成效。

（4）被动运动。这是指全部依靠外力的作用完成动作与运动。外力包括机械力和人力，一般由医务人员执行，也可在医务人员的协助和指导下让患者使用健肢完成。此类运动在运动疗法中，多用于患者因各类原因不宜或不能做主动运动时，如肢体有运动障碍但又需保持一定范围的关节活动，以及关节出现各种功能障碍、瘫痪等。

（三）应用原则和特点

1.应用原则

进行运动疗法应考虑相应疾病的特点，并遵守体育锻炼的科学原则，在临床中应做到以下方面。

（1）个性化训练。充分考虑患者的个体差异。因此，必须依据患者自身具体情况与疾病特点来拟订运动治疗方案。

（2）持之以恒。体育锻炼应做到系统性和经常性，由此掌握训练的内容。并要经过长期锻炼，遵循巩固性原则，逐渐积累治疗效果。

（3）密切观察。应了解患者的锻炼情况与效果，也要清楚地传授患者自我观察的方法，并定期复查。由此可对变化做出判断，一出现不良反应，即刻调整运动量并修正方法。

（4）循序渐进。运动的目的是要改善身体功能，提升患者的适应能力。为使练习安全、有效，应注意做到：①内容要求与动作从易到难，运动量从小到大，使患者的身体逐渐适应。②伴随病情的好转，要对患者提出更高的要求，不断地增加难度与负荷，以促进患者各功能获得更大程度的改善。

只有明确运动疗法的基本方法和原则，明了运动疗法所具计划性及注意事项后，合理地安排进程，持之以恒，方能表现出运动疗法在骨关节病临床康复治疗中的重要价值和意义。从而可以更进一步地推广应用,使其得到广泛接受,发挥其应有效果。

2. 特点

(1)运动疗法的目标为功能恢复。尽量借助训练或锻炼来修复、改善人体功能,恢复患者生活自理的能力及工作能力,缩短疾病康复的时间。

(2)有机结合康复、临床治疗及预防。本疗法不仅有助于防治骨关节疾病产生的不良后果与并发症,促进身体功能恢复,还可加强机体的抗病能力和体能。

(3)有机结合局部与全身。体疗以各类被动运动、主动运动为主要治疗手段,不只是对患病的局部,还对身体全部脏器有积极的影响及作用。因而多能产生较完全的治疗效果,促进全面的机体康复。

(4)本疗法需患者积极主动参与锻炼。因此,需调动患者主观能动性,使其主动参与治疗。疗效显著与否,也常常与患者积极性及自觉性密切相关。

二、物理疗法

物理治疗通常又简称为理疗。指应用光、声、机械、放射能、磁、热、冷及电等自然界或人工物理因子,作用于患者身体,导致其体内出现一系列的生物效应,以实现防治疾病目标的一种临床治疗方法。常用于临床的理疗方法包括超声波疗法、磁疗法、光疗法、直流电疗法、中频电疗法、低频电疗法、高频电疗法、冷冻疗法、水疗法、石蜡疗法及直流电药物离子导入疗法等。

(一)治疗机制

理疗过程中,各种物理能量对机体黏膜、皮肤或深部的各组织器官进行作用，而身体受物理刺激，会发生一系列生理病理、生物物理及生物化学变化，而产生治疗效果。体内兴奋阈最低的那些感受器，最容易接受物理刺激。神经反射调节、体液调节以及直接作用为主要的治疗机制。

1. 神经反射调节

物理因素可调节人体各类感受器的兴奋性，通过节段反射与轴突反射导致身体发生复杂反应。其中，植物神经（即自主神经）的反射最容易对病灶产生作用，实现治疗目标。这是由于自主神经可独立地调节人体功能，如对腰骶部进行电疗，就是应用物理因子作用于属于自主神经的腰骶神经丛，以改善下肢血液循环。

2. 体液调节

物理因子作用和刺激机体后，除导致神经系统反应，还引起内分泌及体液等系统的反应。如短波或超短波电磁场直接作用于肾上腺皮质，可引起肾上腺皮质激素分泌增加；而采用短波、超短波电磁场对脑垂体进行作用，可致促肾上腺皮质激素（ACTH）分泌增加，进一步使肾上腺皮质激素分泌增加。

3. 直接作用

（1）对组织器官进行直接作用。如在短波、超声波电磁场中，使偶极子发生振荡而产热。在体内直流电场里，因促使离子移动，可能导致组织细胞中的化学成分发生改变。

（2）对致病因子进行直接作用。紫外线、超声波等均具有抑菌与杀菌功效，导入的抗菌离子同样具有抑菌、杀菌功效。

（二）应用原则

1. 掌握病情

进行治疗前，首先须明确患者的诊断和疾病病情，以及身体一般状态，由此明确治疗目的。再依据所掌握的情况，选择适当的理疗种类与方法，以及作用的位置、刺激量或剂量。

2. 治疗原则

（1）协同原则。为加强治疗效果，各种理疗方法宜协同应用，或是理疗结合其他治疗，综合地对疾病进行预防和干预。但也要注意，治疗不宜引起过多刺激。

（2）早期原则。一般理疗的应用宜早不宜迟，太迟则会影响效果。

（3）理疗疗程。应据病情确定，疗程长者为 20 ~ 30 次，短者 3 ~ 5 次。

三、传统康复技术

我国传统的康复治疗方法和技术有着悠久历史，2000 多年前的医学典籍《内经》，已有关于肌肉挛缩、关节疾病、麻木、瘫痪等康复治疗的记载。时至今日，传统的康复诊疗技术已经被广泛应用于临床康复实践中，并取得显著功效，受到国内外医学界的重视。

常见的大类包括推拿按摩、气功、针灸、拔罐等，以及中医运动疗法、饮食疗法、中药疗法。每一大类下面又可分为许多小类，可根据疾病和患者的具体情况进行选择。如传统体疗颇具特色，包括五禽戏、八段锦、太极拳等。中医康复治疗能较好地促进患者康复，并具有治未病的效果，因而广受欢迎。

第二章　骨折与损伤

第一节　骨折急救

骨折指的是骨小梁和骨的连续性、完整性，因外力作用遭到完全或部分断裂或破坏。儿童出现骨骺分离也属于骨折，因其骨骺断面可附有数量不等的骨骼组织。骨折可由骨骼疾病与创伤所致。创伤导致的严重骨折常需急救处理。骨折通常可分为开放性及闭合性两大类。骨折位置存在伤口，而骨折端也与外界相连通，这类情况为开放性骨折。骨折端未与外界相连通，皮肤和软组织也较为完整，这类情况属于闭合性骨折。身体各部位均可出现骨折，以四肢骨折最为常见。即使只是怀疑已发生骨折，也应尽量减少损伤处的活动，尽量在转送时采用硬板床。若骨折患者面临生命危险，应尽快送医救治。

一、急救原则

1. 抢救生命

对于严重创伤，现场急救首要原则为抢救生命。如发现患者呼吸、心跳已停止或濒于停止，应立即进行人工呼吸及胸外心脏按压。应保持昏迷患者呼吸道的通畅，及时清除咽部和口腔的异物。对有意识障碍的患者，可针刺百会、人中等穴位。

2. 处理伤口

处理开放性伤口，应及时恰当地止血，还应立即使用干净的布带与消毒纱布对伤口进行包扎，避免伤口继续受污染。应取掉伤口表面异物，切勿将外露骨折端推入伤口，以防止深层组织被污染。最好先用高锰酸钾等消毒液对伤口进行冲洗，再进行固定与包扎。

3. 简单固定

现场急救要适时地对断肢进行正确固定，有助于减少周围组织继续受损及疼痛，同时也便于转送、搬运伤员。不过，急救时的固定是暂时的，要力求有效且简单，不强求将骨折准确地复位。如果开放性骨折的骨折端外露，更不应复位，宜于原位进行固定。急救现场常能找到的所需材料，如木棍、板条、硬纸板、手杖或树枝等，都能充当固定器材使用，一般以固定好骨折部位上下两个邻近关节的长短为准。若无合适的硬物做固定，还可直接用布带将伤肢绑在身上。可将骨折上肢固定在胸壁，前臂悬吊在胸前；对骨折的下肢，则可以与健肢一起固定。

4. 止痛

严重外伤所引起的强烈痛刺激可导致休克。这时给予止痛药是必须的，如服用止痛片，还可选择止痛剂（如哌替啶 50mg、吗啡 10mg）进行注射。有胸、脑受损的患者不应注射吗啡，否则可能会抑制呼吸中枢。

5. 安全转运

现场救治以后，应将伤员安全、迅速地转运至医院进行救治。途中应随时留意动作要又稳又轻，避免碰坏或震动伤肢，减少患者疼痛。在转运过程中，建议在局部固定的前提下，适当活动患处远端关节，以预防静脉血栓，这有利于治疗后的康复。

二、具体操作

1. 固定

使用夹板迅速固定患处。肢体与木板之间应垫干净、松软物品，再使用带子绑好。所用木板应比骨折处邻近的上下两关节的距离长，或采用比骨折部位稍长的夹板。如果没有干净的木板、木条等，可用雨伞、擀面杖、纸卷以及树枝等物品代替，间隙须垫上松软的物品。捆绑应以恰好固定为妥，切勿太紧。

2. 止血

注意事项：①如见骨折端外露，可继续保持其外露，不要试图把骨折端置于原处，否则可能将细菌带进伤口的深部而导致感染。如在急救期间已将脱位关节或骨折端复位，必须清楚注明，且在到达医院时对医生说明。②开放性骨折导致大量出血者，可采用清洁的消毒纱布对伤口进行压迫以止血。有条件者也可用敷料加压包扎止血。出血如为慢速且血液为暗红色，表明是静脉血，可在伤口远心端做包扎；如血液快速涌出而颜色鲜红，则为动脉血，包扎位置应在伤口的上方近心端。当血流无法用压迫方法止住时，可采用止血带在伤口近心端环扎止血。③严重出血者如使用止血带进行止血，必须记录开始使用止血带止血的时间，每间隔 30min 放松止血带一次（每次 30 ~ 60s），以防肢体缺血性坏死。采用布带、绳子捆扎止血时，也必须记录扎带时间，每隔一段时间都要放松片刻。④人体总血液量约为 4000mL，而股骨骨折所致出血量能达到 1000mL。不过，伤口包扎固定太紧也可导致神经麻痹，须密切观察患者的状况。可用消毒纱布采用压迫止血，但若有伤口则不宜做冷敷。若碰上出血严重者不能或不便压迫止血时（一般指大腿开放性骨折或其他部位骨折导致的严重出血），可用布条或止血带等在损伤位置近心脏一侧环扎，并立即送往医院，且须不停地和患者交流，密切注意其状况，以防患者失血过多导致休克、昏迷甚至死亡。

3. 转运

脊柱、腰部及下肢骨折，必须用担架运送。而且搬动伤者前需确认其受伤情况，不能挪动或搬动受伤的肢体，以免造成二次伤害。如为上肢骨折，可扶伤者到医院就诊。

第二节　脊椎骨折

一、分类

（一）根据骨折形态分类

1. 压缩性骨折

脊椎压缩性骨折为临床最常见的一种类型。这种类型的脊椎骨折主要是屈曲压缩应力所致，根据弯曲的方向又可分为屈曲和侧向，临床以前者多见。屈曲压缩性骨折是脊柱处于屈曲位时，由纵轴的超负荷引起前柱的压缩和后柱的张力造成脊椎损伤。其主要表现为前柱受压力，椎体前部高度压缩< 50%，前纵韧带大多完整，后柱承受张力。其X线显示椎体后侧皮质完整，高度不变，后柱的棘上、棘间韧带在张力较大时可断裂，而中柱作为支点或枢纽而未受累。这种类型的骨折常见于胸腰椎，约占胸腰椎损伤的50%，大部分为稳定型，神经损伤少见。屈曲压缩性骨折的特点是：前柱承受压力，后柱承受张力，中柱作为支点，椎体后缘高度不变。

Ferguson 根据稳定性不同将屈曲压缩性骨折分为以下 3 型。

Ⅰ型：为单纯椎体前方楔形压缩，压缩不超过 50%，中柱与后柱完好。

Ⅱ型：为椎体楔变伴后柱韧带复合结构破坏，并有棘突间距加宽、关节突骨折或半脱位，前、后柱损伤，中柱完好。

Ⅲ型：为椎体压缩，椎体后上缘骨折，骨折片突入椎管，前、中、后柱均损伤。

2. 爆裂性骨折

脊椎爆裂性骨折约占脊椎骨折的20%，多发生于胸腰椎，尤其是胸腰椎接合处。脊椎爆裂性骨折最显著的特点是脊柱中柱受损。伤椎前柱与中柱均崩溃，椎体后缘高度降低并向四周分散，两侧椎弓根距离增大，椎体后缘骨折片连同椎间盘组织膨出或突入椎管，常致硬膜囊受压，后纵韧带受损。

该类骨折在普通正、侧位X线片可见椎体前高、后高及侧高有不同程度的减小，椎间盘高度可能减小或不变，椎弓根间距增宽，CT扫描对此类损伤诊断价值最大。

Denis将爆裂性骨折分为以下5型。

A型：在严重的完全纵向垂直应力导致的上、下终板均破裂的骨折，一般不引起后凸成角，多见于下腰椎。

B型：不完全纵向垂直或略带前屈应力导致的上终板损伤，能导致急性或晚期向后成角，为胸腰段爆裂型骨折中最常见的一种类型。

C型：下终板损伤，作用机制与B型相似，但比B型少见。

D型：由轴向应力伴有旋转暴力所致，多见于腰椎，该型极不稳定，可造成骨折脱位，但与屈曲旋转型骨折不同之处在于该型椎体多为粉碎性骨折，椎弓根间距增宽，椎体后壁可突入椎管，椎板可有纵向骨折。

E型：轴向应力伴有侧向屈曲，该型除椎弓根间距增宽外，压缩侧可由骨块挤入椎管。

Altas 将脊椎爆裂性骨折分为以下 5 种类型。

A 型：椎体上下终板骨折，椎体呈一致性压缩，椎体后缘突入椎管，常见于下腰椎。

B 型：椎体上半部压缩楔变并向后突出，椎体下终板完整。这种类型最为常见，且以胸腰段多见。

C 型：椎体下半部压缩楔变并向后突出，椎体上终板完整，此型较少见。

D 型：骨折的椎体发生旋转、脱位，表现为后柱骨折。D 型又可分为 2 个亚型：① D1 型，骨折伴侧方移位；② D2 型，骨折伴矢状移位。

E 型：又称侧屈型，发生于腰椎侧屈时，轴线压缩力引起前中柱单侧受累，骨折的椎体呈明显侧方楔变。当后柱受累时，可有单侧小关节脱位，不稳定，常伴有神经症状。

3. 安全带型损伤

安全带型损伤又称屈曲牵张型损伤，常见于乘坐高速汽车腰系安全带，在撞车的瞬间躯体上部急剧前移并屈曲，以前柱为枢纽，后柱与中柱受到牵张力而破裂张开。骨折线横行经过伤椎棘突、椎板、椎弓根与椎体，后部结构的棘上、棘间及黄韧带断裂，严重者可同时伴有后纵韧带及椎间盘纤维环断裂，也可有椎体后缘的撕脱性骨折。

根据损伤平面的不同，安全带型损伤可分为损伤通过骨组织的水平骨折（Chance 骨折）和损伤通过韧带组织造成的椎间分离脱位这两种类型。Chance 骨折在正位 X 线片可见两侧椎弓根和棘突呈水平分离或棘间明显增宽，侧位片可见从椎板和椎弓直至椎体后部的水平骨折线。

安全带型损伤轻者可无神经症状，但严重骨折和脱位常伴有难以恢复的神经损伤。因为这种类型损伤为牵张性剪力损伤，是一种经后柱结构水平剪力伴有屈曲应力的损伤，后柱、中柱呈张力性损伤，棘上、棘间、黄韧带甚至后纵韧带断裂，前柱呈轴向屈曲，可发生压缩，也可呈铰链作用而不受损伤。该型轻度损伤属稳定型，一般无椎管狭窄。严重者椎体甚至可呈切片样裂开，椎弓根断裂，伴水平移位，骨折不稳定，脊髓损伤也较严重。

4. 骨折脱位型损伤

骨折脱位型损伤是严重暴力所致，机制比较复杂，可由屈曲、剪力、牵张或旋转等复合应力所致，可分为屈曲旋转型、剪力型或牵张型等。这种类型的损伤常累及前、中、后三柱，造成不同程度的脊髓或神经损伤。在压力、张力、旋转及剪力的共同作用下，脊柱产生骨折并伴有脱位或半脱位。这种类型的损伤通常为前、中、后柱同时受损，后果严重。骨折脱位型损伤依外力作用方向的不同又可分为以下 4 个亚型。

（1）屈曲旋转型。这种类型较常见，前纵韧带及骨膜可从椎体前缘剥离，前柱受到压缩力与旋转力，中柱与后柱受到牵张力与旋转力，常导致关节突骨折、椎体间脱位或半脱位。若经椎间盘水平脱位则椎体高度正常，棘间距增宽；若经椎体脱位则产生切片样损伤。这种类型损伤极不稳定，几乎均伴有脊髓或马尾神经损伤，发生进行性畸形加重。

（2）剪力型。又称平移性损伤，椎体可向前、后或侧方移位。前、中、后三柱均受累。这种类型常因过伸使前纵韧带断裂，椎间盘前方撕裂，发生脱位而无明显椎体骨折，若移位超过 25%，则椎体所有韧带断裂，常有硬脊膜撕裂和截瘫。剪力型脱位可分为前后型及后前型这两个亚型，前者系剪力从上节段向内后，上一个节段的多数棘突骨折，下一个节段的上关节突骨折，前纵韧带完全断裂，并有小关节交锁，但无游离浮动的椎板；后者常发生于伸展位，上一个椎体剪式向前离开下一个椎体，椎体高度大多正常，脱位椎体后弓常有数个水平断裂，因而可有游离浮动的椎板。

(3)牵拉屈曲型。脊柱在屈曲位受伤,在安全带型的基础上,外加椎体间脱位或半脱位,可有单纯韧带损伤及合并撕脱性骨折两类。

(4)牵拉伸直型。脊柱受到伸展拉力,前柱张力性断裂,后柱压缩。

(二)根据骨折稳定性分类

1.稳定性骨折

轻、中度压缩性骨折,脊柱后柱完整。

2.不稳定性骨折

①脊柱三柱中二柱骨折。②爆裂骨折,神经损伤。③骨折/脱位累及脊柱三柱,神经损伤。

(三)根据损伤机制分类

1.压缩性骨折

①屈曲压缩(砸伤)。②垂直压缩(坠落伤)。

2.屈曲-分离骨折

①轴向旋转载荷,前柱压缩,中后柱张力性损伤。② Chance 骨折。

3.旋转骨折

①旋转+屈曲损伤。②旋转+压缩损伤。

4.伸展-分离骨折

过伸位承受外力。

二、诊断

(一)一般检查

(1)一般明确的外伤史,如车祸、坠落等。

(2)骨折症状:①畸形、瘀血。②局部疼痛、压痛、叩击痛。③活动受限,颈、胸椎骨折可有呼吸受限、呼吸音降低等；腰椎骨折若发生腹膜后血肿可有腹胀、肠鸣音降低、压痛 / 反跳痛等。

（3）若发生神经损伤则有感觉障碍、四肢瘫、截瘫等。

（二）影像学检查

X 线是检查骨折最简便的方法。通过 X 线片可以发现脊椎有无骨折及脱位，是一种快速确诊的方法。CT 比 X 线的分辨率更高，能高效显示骨骼结构，且能通过图像重建等技术进一步提高检查的精准度。MRI 也是诊断脊椎骨折的一种方法。它除了可以辨别有无骨折外，还能够判断骨折是最近发生的还是陈旧性的，且 MRI 可以清楚地显示脊髓、神经是否受到压迫、有无损伤，有助于预测患者预后。

（三）神经学检查

脊椎骨折可能伴随脊髓损伤，进行神经学检查能够判断是否发生脊髓损伤以及损伤的节段和程度。脊椎骨折的神经学检查主要包括感觉检查和运动检查。

1. 感觉检查

检查身体两侧各 28 个皮节的关键点。每个关键点检查针刺觉和轻触觉 2 种感觉，并分别打分：缺失为 0 分；障碍为 1 分；正常为 2 分；NT 为无法检查。再将两侧各节点的分数分别相加，计算出两侧感觉功能的总评分，分数越高代表感觉功能越好。

2. 运动检查

两侧各检查 10 对肌节关键肌，检查顺序为从上到下。关键肌与神经节对应关系为：C_5 对应屈肘肌（肱二头肌、肱肌）；C_6 对应伸腕肌（桡侧伸腕长肌和桡侧伸腕短肌）；C_7 对应伸肘肌（肱三头肌）；C_8 对应中指屈肌（指深屈肌）；T_1 对应小指外展肌；L_2 对应屈髋肌（髂腰肌）；L_3 对应伸膝肌（股四头肌）；L_4 对应踝背屈肌（胫前肌）；L_5 对应长伸趾肌（长伸肌）；S_1 对应踝跖屈肌（腓肠肌和比目鱼肌）。检查结果将肌力分为 6 级：0 级为完全瘫痪；1 级为可触及或可见肌肉收缩；2 级为在无重力下全关节范围的主动活动；3 级为对抗重力下全关节范围的主动活动；4 级为在中度阻力下进行全关节范围的主动活动；5 级为对抗完全阻力下全关节范围的主动活动，为正常肌力；5^* 级为在无抑制因素存在的情况下，对抗充分阻力下全关节范围的主动活动，也为正常肌力。

（四）实验室检查

高位颈脊髓损伤常常会引发低钠血症，急性重度低钠血症可导致患者出现神经精神症状甚至死亡，因此对脊椎骨折患者进行电解质检查有其必要性。颈、胸椎骨折可能影响患者的呼吸功能，所以对于颈、胸椎骨折，进行血气分析也具有一定意义。

三、治疗

（一）非手术治疗

非手术治疗适用于轻度脊椎骨折，无或仅有轻微脊髓损伤，无神经症状的情况。脊椎骨折的非手术治疗方法主要包括复位、固定及功能锻炼等。

1. 复位

对于颈椎骨折脱位，可应用枕颌带、颈托等牵引复位；胸腰椎骨折可用过伸法、悬吊法等进行复位。

2. 固定

复位后须用石膏或支具固定，时间一般为 8~12 周。单纯压缩性骨折及后凸畸形小于 25°的爆裂性骨折等患者还须长期卧床制动。

3. 功能锻炼

脊椎骨折提倡尽早进行功能锻炼，但原则上应在脊柱稳定性得到重建后进行。需长时间卧床制动的患者，可在卧位或支具保护下进行适度的肢体运动功能训练，以预防深静脉曲张等并发症。

功能治疗一般包括物理治疗与运动疗法等，能够增加活动度、减轻疼痛。运动锻炼应分阶段进行，早期通过小负荷、低强度的训练改善和保持中枢神经系统对肌肉的运动控制功能，中后期逐渐增加抗阻训练改善和保持躯体肌肉的力量与耐力等。功能锻炼方案的制订应在康复评定的基础上进行，并根据患者对锻炼治疗的反应定期调整。

4. 其他非手术治疗

(1)药物治疗。合并脊髓损伤的患者可能需要药物治疗，包括止痛药、神经生长促进药、糖皮质激素等。另外，根据患者的临床症状及并发症发生情况，还可予以一定的对症药物。骨质疏松诱发的脊椎骨折，在治疗骨折的同时，应给予钙补充剂、维生素 D 等以增加骨密度，促进骨折愈合。

(2)心理治疗。脊椎骨折除了造成严重的疼痛，固定和制动治疗还会严重影响患者的活动能力和形象，使其产生焦虑、抑郁等不良情绪。所以给予必要的心理干预有助于改善患者的心理状况，提高其治疗的依从性，促进其康复。

(3)中医药疗法。针灸、推拿及中药局部熏洗等中医药疗法有助于缓解疼痛，促进神经功能恢复。

(二)手术治疗

骨折程度较重、位移幅度较大及合并脊髓损伤的患者通常需要进行手术治疗。脊椎骨折的主要手术方法包括脱位整复、内固定术、减压术、植骨融合术，以及神经修复术等。

骨折位移幅度较大,不宜行手法复位的患者需进行手术复位。骨折复位后可用克氏针、螺钉、钢板等进行内固定。椎管压迫神经者须进行减压术,以减轻神经压迫,保护神经功能。椎板骨折下陷压迫脊髓者,应行椎板切除减压;椎体骨折自前方压迫脊髓者,则行前方减压,可通过侧前方或后正中入路。

植骨融合术是以伤损脊椎为中心,使损伤节段的骨性结构融合,重建脊柱稳定性,保护脊髓。植骨融合术后,经过复杂的骨性愈合过程,植骨片和受骨区融合,形成一整块融合骨块。一般来讲,骨折脱位应融合脱位间隙;压缩性骨折应在复位骨折片后融合骨折的椎体与其上方的椎体;爆裂性骨折常对骨折椎体与椎间盘损伤的邻椎进行融合。具体手术方案应根据骨折的具体情况而定。

第三节 上肢骨折

一、手部骨折

(一)腕舟骨骨折

此处骨折常发生在青壮年,为腕骨中最常见骨折,较易发生骨坏死和骨折不愈合。

1.分型

①Ⅰ型:骨折的部位结节处。

②Ⅱ型:骨折处位于远端。

③Ⅲ型:骨折发生在腰部。

④Ⅳ型:骨折处位于近端。

2.诊断

(1)诊断依据。①外伤病史,多为间接暴力所致。②肿胀以手腕“鼻烟窝”

处尤为明显。有显著压痛，腕关节功能受限，拇指外展时沿拇指纵轴对腕部进行叩击时可加剧疼痛。③拍 X 线片检查能明确骨折移位情况及其类型。需要时可在 10 ~ 14d 后拍片。

（2）鉴别。①先天性副舟骨。此病临床较为少见，X 线片见两块骨间，界限整齐、清楚并光滑，无边缘不整齐现象或致密坏死。②桡骨茎突骨折。腕部桡侧位置疼痛、肿胀，有骨擦音，X 线片在桡骨茎突见骨折线。

3. 治疗

（1）非手术治疗。①手法复位。使腕部在牵引下尺偏，用拇指对折块进行按压使其向内复位。②外固定。拇指对掌位，采用塑形夹板固定腕关节，伸直略尺偏，原则是前臂纵轴和骨折线垂直。或使用石膏做管形固定，范围同前臂石膏托。③对无移位骨折，可采取前臂短石膏，往下至掌指关节，位置为腕背伸 25° ~ 30°，固定 6 ~ 9 周。

（2）手术治疗。适应证包括：①腕部疼痛，活动受限，骨折不愈合。②创伤性关节炎。

术式包括：①舟骨切除术。包括舟骨全部以及部分切除。适用于腕关节疼痛，部分舟骨坏死，但还未出现创伤性关节炎的患者。②桡骨茎突切除手术。适用于腕部桡偏或骨折时有明显疼痛者。③腕关节融合术。适用于疼痛严重且发生创伤性关节炎而影响工作的患者。④自体植骨术。适用于关节不存在退行性变、骨端有轻度硬化的年轻患者。

4. 注意事项

（1）骨折线未见于正侧舟骨斜位片但症状、体征明显者，可按骨折进行处理，2 周后再拍片复查。

（2）陈旧性骨折如折块有囊性变或骨折线已出现吸收或有轻度的硬化，虽可保守治疗，但需较长的固定时间。

（3）外固定时间为 8 ~ 12 周，可酌情适当延长。

（二）掌骨骨折

1. 掌骨基底骨折

较常见于拇指和小指，由于直接撞击所致。发生在拇指的骨折可分为两类。

（1）掌骨基底关节内骨折。这类骨折具有不稳定性，虽复位并不困难，却很难保持在复位位置。这是因为掌骨基底的内侧骨块一般附着有关节内侧韧带，此韧带强健，可使之仍保持原来位置；但掌骨干则由于受外展拇长肌牵拉，而朝背桡侧半脱位。复位过程中纵行牵拉拇指，再使拇指外展，同时在掌骨基底往内侧直接施压。复位后多需用经皮克氏针进行固定，维持其复位位置，把掌骨基底（拇指）固定于邻近腕骨或大多角骨上。不必试图经过小的骨折片。复位后摄片观察，必须恢复大多角骨与拇指基底正常排列关系，并恢复光滑的基底关节面。如达不到上述要求，必须考虑开放复位内固定，否则日后可能造成创伤性拇指腕掌关节炎。

（2）掌骨基底关节外骨折。骨折一般在掌骨基底部约 1cm 处，不波及关节，没有关节损伤。骨折的远端因拇内收肌与拇长屈肌的牵拉作用而往尺侧和掌侧移位，在骨折位置造成朝桡侧背侧的成角畸形。对于这类骨折，可在局麻下于拇指外展位进行牵引，且于拇指基底的骨折成角位置加压，复位后此部位较稳定。可以在掌指关节 15°屈曲位、腕 30°背伸、拇指取掌侧外展位，以短臂石膏夹板进行固定，但指间关节不用固定。经 4 ~ 6 周固定后，开始做主动锻炼。对骨折复位后不稳定者，用经皮克氏针做固定。

2. 掌骨颈骨折

掌骨颈骨折又名拳击手骨折，一般为握拳对硬物撞击所致。常损伤小指和环指，第5掌骨颈骨折临床最多见，因骨间肌牵拉，造成掌骨头往掌侧移位，骨折端向背侧成角。一般掌骨颈骨折不需要手术复位。需切开复位做内固定者，为极少数。

手法复位过程中，先使掌指关节90°屈曲，放松内在肌，掌指关节此时侧副韧带紧张而稳定掌骨头。此后近指关节屈曲位至90°，顺近指关节朝掌骨头位置施压，同时从骨折部位的近端往掌侧施压，由此达到较为满意的复位。此类骨折应防止旋转畸形。在复位后以沟形尺侧夹板做固定，腕30°背伸，掌指关节尽量掌屈；指间关节则需固定于伸直位，不要屈曲固定。复位后拍X线片观察。掌骨颈允许成角范围：由于第2、3腕掌关节代偿能力缺乏，中、示指不宜超过10°；小指、环指尚不确定，一般不要大于40°，因第4、5掌指关节有一定活动度，能部分代偿丧失的作用。旋转畸形不应在复位后看到。用石膏固定，3～4周后，就可开始进行主动锻炼。若在掌骨颈骨折复位后不稳定，其位置难以维持，可在闭合复位后，用经皮克氏针做固定。即经掌骨头纵向用克氏针固定，也可分别在骨折近端和远端穿一根横行的克氏针，酌情于相应的掌骨固定。可在3～4周以后拔针，同时将石膏去掉，进行锻炼。

3. 掌骨干骨折

此类骨折较常见，可多发或单发，骨折线呈螺旋形、斜形及横形。其中，斜形与螺旋形骨折为不稳定骨折。由于骨间肌和屈肌的牵拉，骨折朝背侧成角。不同于掌骨颈骨折，掌骨干骨折的成角畸形一般都不可接受。因此，复位后的掌骨干骨折，第4掌骨成角应小于20°，而第2、3掌骨的成角不应大于10°。掌骨不可出现旋转畸形。

此类骨折可于局麻下做复位。牵引相应骨折手指，加压于其后侧成角处，使畸形得以矫正。术后取小夹板或是短臂石膏固定，掌指关节45°屈曲，腕关节背屈30°，固定4～6周。有时4周后，骨折已充分稳定，虽没有X线的愈合证据，也可进行轻度主动活动。当未能满意复位时，可行切开复位并内固定。可用克氏针经掌骨横行固定，并固定相邻掌骨，或选择小钢板做固定，还可用克氏针髓内纵行固定。若斜形骨折，可于复位后用加压螺钉（1～2号）在骨折位置固定。多发性掌骨干骨折，须切开复位并做内固定。

4. 掌骨头骨折

多由直接撞击引起，并不多见。此类骨折多发生在示指掌骨头，其次是小指，一般是关节内骨折。若关节面平滑，骨折稳定，无移位，可采取短臂石膏做外固定，部位与掌骨颈骨折相同，固定3～4周。

（1）适应证。①关节内骨折不稳定。②关节内骨折同时有关节的背侧脱位。③手法复位后存在骨折移位的关节内骨折。④撕脱骨折出现移位。

（2）切开复位后用克氏针固定。①掌骨头的开放性骨折多由咬伤引起，须进行扩创，以抗生素溶液冲洗。创口应开放，保持清洁而无感染。若有必要，可进行内固定后闭合伤口。3～4周后进行主动锻炼。②掌骨头粉碎性骨折常伴有软组织损伤与干骺端压缩性骨折，做开放复位或无益处，可选用小型外固定器或进行骨牵引。

（3）常见并发症。①有时还可见缺血性坏死发生。②因侧副韧带挛缩、背侧关节囊挛缩和伸肌腱粘连，可引起掌指关节僵硬。③儿童因骨骺损伤，可能抑制骨生长。

5. 诊疗失误及应对措施

掌骨骨折大多不难诊断，经正规及时的治疗多能顺利康复。但治疗闭合性掌骨多发性骨折时应警惕出现并发症，以避免延误诊断。

（1）急性腕管综合征及闭合性正中神经损伤漏诊。此类情况临床不多见，医生常不注意。需密切观察病情，一般骨折复位后不用特殊处理，正中神经功能也可逐渐恢复。

（2）手骨筋膜室综合征漏诊。由于对本病缺少认识，手部损伤后没有认真观察与检查易导致漏诊。医生应熟悉本病的诊断标准，接诊后应做详细检查，并密切注意患者的治疗情况。急性发病者的诊断主要有 4 个方面：①手挤压伤及掌骨骨折病史。②被动牵伸掌指关节伴有疼痛。③掌骨间隙压痛剧烈、典型，骨间肌麻痹；当伸直患手的掌指关节，指间关节呈半屈位时，表现为手内在肌阴性征。④有进行性肿胀，手剧烈疼痛，伴有皮肤苍白。张力较大，与蜂窝织炎相似。本病急性者一旦确诊，应早期进行筋膜切开，如切开不充分或不治疗，均可导致手内在肌的缺血、挛缩和坏死，造成手部严重畸形。

（三）指骨骨折

1. 远节指骨

此种骨折为最常见的指骨骨折，多由挤压伤引起。因远节指骨的掌侧为指腹，背侧有甲床、指甲覆盖，发生骨折时多伴甲床及甲周皮肤的撕裂伤。此时应手术复位。拔掉指甲，对伤口进行彻底冲洗，取小型骨刮匙清刮骨残端，洁净骨端后于直视下复位。再用克氏针纵行固定，尽量避免从远指关节穿过，用可吸收缝线对甲床进行仔细修补。如有条件，选用可吸收 6–0 肠线，没有此类肠线则用尼龙 7–0 显微外科缝线替代。1 周后拆线，再用铝制小夹板将远指关节固定在伸直位 2 ~ 3 周。如用可吸收缝线，可不必拆线。

远节指骨的基底部骨折，复位后取克氏针将远指关节纵行固定于伸直位 3 ~ 4 周。如基底骨折为屈肌腱或伸肌腱撕脱骨折，前者不能屈曲远指关节，后者则常伴锤状指畸形。

2. 近节指骨

手指部位常在近节指骨发生骨折,仅次于远节指骨的骨折。在解剖学上近节指骨有下述特点:①伸肌腱与近节指骨的长度有严格的相互依赖关系。②肌腱包围在近节指骨的四周,骨和肌腱之间仅以薄层骨膜隔开。③掌骨头分别与近节指骨的两端形成掌指关节,又和中节指骨的基底形成近指间关节。④近节指骨掌侧为深、浅屈肌腱,背侧的伸肌腱较复杂。侧腱束在掌指关节的活动轴掌侧以及近指关节的活动轴背侧。这使近节指骨发生骨折后,易产生成角畸形和旋转畸形、骨缩短、肌腱粘连等。如骨折影响近节指骨基底与指骨滑车的面积大于关节面20%,多累及关节功能。

干骺端的骨折多是横行骨折。因其属于松质骨,复位后骨折易愈合。掌指关节一般固定于45°屈曲位,近指关节微屈,至3 ~ 4周后可开始主动的伸屈锻炼。骨干发生骨折,伸肌腱牵拉远折端而伸往背侧,骨间肌、蚓状肌牵拉近折端而朝掌侧屈曲,从而导致掌侧的成角畸形颇为典型。近节指骨出现骨干骨折,可以出现横形、斜形、螺旋形等骨折,甚至发生粉碎性骨折,后三者属不稳定骨折。近节指骨骨折的复位不困难,但做固定以保持复位的位置较困难,这时可酌情选择经皮克氏针做固定。纵行经掌骨头的克氏针固定可靠而简便,为避免复位后手指出现旋转畸形,可用石蜡膜带或胶布将患指和邻指固定在一起。还可选择克氏针垂直斜形以及交叉固定。如掌侧、外侧成角畸形没能矫正,或伴粉碎性骨折及血管、神经损伤,未获满意复位,多需切开复位做内固定。可选克氏针交叉固定及螺钉、微型钢板固定等。也可选取2个加压螺钉对斜形骨折做固定。粉碎性骨折多需使用钢丝环扎,并采用纵行克氏针来固定骨折片,维持正常的关节位置。

近指关节的骨折,在复位后采用石膏或铝制夹板做外固定。近指间关节取伸直位，掌指关节45°屈曲，腕关节45°背屈，远指关节不做固定，即固定取内在肌阳性位置，约4周。此后将患指和邻近手指用胶布固定在一起，2周后进行主动锻炼，然后开始进行特定的屈伸训练。骨折愈合后手指屈曲时，患指和邻指交叉，即有旋转畸形，多需做截骨矫形。近节指骨骨折后，常因肌腱粘连、水肿、疼痛、关节不同程度僵硬等，疗效不能令人满意。因而骨折愈合后还需进行一段时间的康复治疗。

3. 中节指骨

中节指骨出现基底骨折时，掌侧因屈指浅肌腱牵拉而朝掌侧移位，其近折端受中央腱束的牵拉可朝背侧移位，使骨折发生背侧的成角畸形。骨干骨折时，远折端因伸肌腱的牵拉而向背侧移位，近折端则受屈指浅肌腱的牵拉往掌侧屈曲，由此形成掌侧的典型成角畸形。

中节指骨出现骨折，除中央腱束出现严重撕脱性骨折和开放性骨折以外，常无须进行手术治疗。可手法复位，其后用铝制小夹板固定，远指关节屈曲15°，近指关节屈曲45°，共4周，然后进行主动锻炼。中节指骨若在基底关节内发生骨折，又伴有关节脱位或半脱位，多治疗困难，常应切开复位做内固定。

二、肱骨骨折

（一）外科颈骨折

1. 解剖概述

肱骨大结节、小结节移行至肱骨干的交界位置为肱骨外科颈，也是密质骨和松质骨的交界处，在解剖颈下2 ~ 3cm。此处骨折多为肘部着地时，间接暴力顺上肢往肩部冲击所致。因此处有腋窝血管、臂丛神经从内侧行经，骨折后极易合并血管、神经损伤，如严重者可合并腋动脉及臂丛损伤。患者以老年、壮年人居多。

因受伤时患肢所在位置不一样，骨折可分成内收型、外展型、粉碎型及无移位型，其中绝大多数为外展型。

2. 临床表现

（1）伤肩主动活动功能丧失、肿胀、疼痛、瘀斑，断端嵌插导致缺乏典型骨折体征，但骨折处明显压痛。

（2）X 线检查可明确移位和骨折类型。

3. 分类治疗

根据患者的临床表现与检查可做出诊断，并确定类型。按疾病的临床类型与诊断评估，制订合适的临床治疗方案。

（1）内收型骨折。多可触到骨折断端，上臂表现为内收位畸形。X 线摄影见肱骨头外侧有远折端，肱骨头旋转，出现侧方移位或往外、往前的成角畸形，肩峰与大结节间隙变小。内收型骨折及下述外展型骨折都应在麻醉下做整复。

主要治疗方式为手法复位和外固定等，并须在早期结合功能锻炼：①手法复位。坐位或卧位进行屈肘牵引，首先矫正侧方和成角移位，再叩击肘部促骨端彼此嵌入。②固定。常选小夹板固定，前臂加三角巾做悬吊 4 ~ 6 周。如不稳定，可用外展支架将患肢固定在肩 30°前屈、70°外展，90°肘屈的位置。骨折的断端初步连接约需半月，这时可将外展架拆除。③早期开展功能锻炼，应逐渐增加锻炼强度和范围。但须注意，内收型骨折不要进行内收活动，外展型骨折不要做外展练习。

（2）外展型骨折。有肱骨头旋转，肩峰与肱骨大结节间隙变宽，近折端处内收位；肱骨远折端外侧的骨皮质插进远端髓腔，成角畸形在外展位。也可出现重叠移位，见远折端往内上移位。主要的治疗方式是手法复位和外固定等。

（3）粉碎型骨折。①重度粉碎性骨折的青壮年患者，如难以切开复位进行内固定，可做外展位尺骨鹰嘴牵引，取手法复位，固定用小夹板。6 ~ 8 周后停止牵引，仍然用小夹板做固定，并开始活动肩关节。②手术。可先将近折端骨折块以松质骨螺钉做固定，让外科颈处骨折复位；然后以 T 形钢板做固定，还可选择张力带钢丝做固定。术中注意对旋转袖（肩袖）进行修复。术后 4 ~ 6 周，需开始肩关节练习。③年龄过大的重度粉碎型骨折患者，因全身情况不佳，可用三角巾悬吊，待其自然愈合。

（4）无移位型骨折。包括嵌插骨折和裂缝骨折，均不必用手法复位。若无明显移位，可在腋窝放置大棉垫，以三角巾将上肢悬吊 3 ~ 4 周，即可做功能锻炼，开始相应活动。

（二）肱骨干骨折

1. 解剖概述

肱骨干骨折指肱骨外科颈下 1 ~ 2cm 至肱骨髁上 2cm 段的骨折。多见于成年人，常发生于肱骨中下 1/3 段交界处；此外，在肱骨干中下 1/3 段后外侧有桡神经沟，桡神经由此经过，此处骨折容易发生桡神经损伤。肱骨上中 1/3 部位骨折一般由直接暴力引起，常为粉碎性骨折或横形骨折；下 1/3 处骨折往往由间接暴力引起，常为螺旋形骨折或斜形骨折，由于在重力影响下易出现分离移位，可引起骨折延迟愈合甚至不愈合。

2. 病因与分类

（1）病因。可由间接暴力或直接暴力引起。间接暴力多为手或肘部着地时，力量往上传导，加以身体倾斜导致剪切应力，造成中下 1/3 处骨折。“掰腕”或是投掷运动等有时也能引起中下 1/3 处骨折，常为螺旋形骨折或斜形骨折。直接暴力多由外侧冲击肱骨干的中段引起，常为粉碎性骨折或横形骨折。骨折端移位取决于外力作用的方向、大小，以及肌肉牵拉方向和骨折部位等。

（2）分类。对肱骨干骨折，可做如下分类：①三角肌止点以下骨折。近折端受三角肌牵拉向前外移位，远折端因肱二头肌、肱三头肌牵拉而向近端移位。②骨折在三角肌止点之上。近折端遭背阔肌、胸大肌及大圆肌的牵拉向前、内移位，远折端因三角肌、喙肱肌、肱二头肌及肱三头肌牵拉，而向外及近端移位。

3. 临床表现

轻重不等的肱骨干骨折发生后，患者多有以下临床表现。

（1）为减轻疼痛，患者常常把前臂附于胸前。

（2）局部肿胀、疼痛，有叩击痛。

（3）患侧肘部和肩部的活动受限。

（4）伤后出现反常活动，多由上臂畸形所致。

（5）如合并桡神经损伤，可出现各手指掌指关节不能背伸、拇指不能伸、前臂出现旋后以及垂腕等问题。手背部桡侧皮肤的感觉减退或消失，虎口区麻木。

4. 诊断要点

（1）具上述临床表现，局部有典型骨折体征。

（2）有相应外伤史。

（3）明确诊断之前，还须仔细检查远端患肢神经及血液循环情况。

（4）肱骨X线的正位片和侧位片有助于做出更明确的诊断，了解骨折类型、移位方向及部位等。

5. 治疗

临床肱骨干骨折大多为短斜形或横行骨折，治疗原则上宜采取非手术方式。但若出现复杂情况，常须手术。

（1）治疗方法。骨科临床上肱骨干骨折的治疗要点：①常用手法复位，用U形石膏、外展架或小夹板做外固定。所需时间：儿童4周，成人6周。②开放复位内固定术适用于神经及血管损伤须手术探查、开放性骨折以及存在软组织嵌入的闭合性骨折病例。临床常用方法是钢板螺钉内固定或髓内针内固定等。③伴有桡神经损伤者，常为骨折端挫伤或挤压等引起的不完全损伤，多可先做观察。如3个月后神经功能没有恢复征象，也无肌电图恢复证据，就应适时做手术探查。④注意在固定期内做功能锻炼。⑤伤后可服促活血化瘀与骨骼生长的药物，如钙片、三七、接骨片等。⑥适当服用布洛芬、散利痛等镇痛药。

（2）切开复位指征。①并发血管、神经损伤。②手法复位多次失败，骨折端对线和对位不良，可能影响愈合后的正常功能。③骨折端有软组织嵌入或骨折有分离移位。④难愈合的陈旧性骨折。⑤畸形愈合影响相应功能。⑥ 12h 内污染不重的开放性骨折。⑦同一肢体有多发性骨折。

6. 注意事项

（1）用夹板固定以后，应注意松紧度（以固定带可在夹板上下进行移动约1cm为准），太松与太紧均需及时进行调整。

（2）损伤后须拍片检查，以明确骨折部位、种类和移位的情况，作为手法复位的依据。

（3）定期拍片，对骨折对线、对位情况进行检查，以防断端出现分离。如出现移位、分离，可取肩肘吊带做固定，增强骨折端纵向挤压力，直到骨折愈合。

（4）如发现桡神经损伤，要注意预防手指关节僵硬及前臂屈肌群挛缩，除鼓励患者进行被动活动手腕、手指外，可装配伸指与伸腕的弹力装置，以让屈肌群被动伸展。

（5）功能锻炼。功能锻炼的方法在各期有所差异：①伤后1 ~ 2周为早期。做伸屈腕、指、掌等关节以及耸肩活动。上臂需进行主动的肌肉静力舒缩，但上臂应禁做旋转活动，避免再次出现移位。②伤后2周以后为中期。继续进行早期的功能锻炼,健手可托着患肢逐渐进行肘、肩关节运动,如伸屈肘、肩关节,双肩上举,旋转肩关节或画圆圈动作等。③临床愈合以后为后期。继续中期的功能锻炼,同时练习反臂摸腰、双臂轮转(即太极云手)、举臂摸头等动作。

(三)肱骨髁上骨折

1. 解剖概述

肱骨髁上骨折,指的是发生在肱骨干和肱骨髁交界处的骨折。这类骨折多发生在10岁以内的儿童。肱骨髁轴线和肱骨干轴线之间存在30°~50°的前倾角,这一解剖因素导致肱骨髁上易发生骨折。对骨折进行复位时,若桡侧、尺侧的移位未获得矫正,或并发骨骺损伤,在骨折愈合后就可产生肘内外翻等畸形。

在肱骨髁内、前部位,有肱动脉及正中神经通过。肱二头肌的腱膜位于神经血管束的浅面,其后方是肱骨,如出现骨折,血管和神经容易被损伤。肱骨髁内侧有尺神经,外侧有桡神经,都可由于肱骨髁上的骨折和侧方移位而受损。

2. 分类

(1)肱骨髁上屈曲型骨折。为斜形骨折,骨折线斜向后下或前上;远折端往前移位,近折端往后下移位。合并神经、血管损伤的情况较少,如刺破皮肤,可形成开放性骨折。

(2)肱骨髁上伸直型骨折。肘后有正常的三角关系,近折端往前下移位,远折端往上方移位。容易引起肱动脉损伤,致前臂发生骨筋膜室综合征,造成缺血性前臂肌挛缩。

3. 治疗原则

局部肿胀轻、无血液循环障碍、受伤时间短的肱骨髁上伸直型骨折患者,治疗可应用手法复位与外固定。下述情况适合手术治疗:①存在神经、血管损伤。②小的开放性伤口,污染不严重。③手法复位失败。

无论是应用切开复位做内固定,或选择手法复位和外固定,本病治疗后都要仔细观察运动功能、手部感觉和肢体血液循环。将患肢抬高、早期进行腕关节和手指的屈伸练习,对减轻水肿有益。肘关节的屈伸活动可在 4 ~ 6 周后开始。切开复位做内固定的患者若情况稳定,可在术后 2 周开始肘关节的活动。

三、尺桡骨骨折

(一)尺桡骨干双骨折

尺桡骨干骨折指前臂双骨折,常发生于青少年。发生双骨折时可出现成角移位、重叠移位、侧方移位及旋转等四种畸形。

1.解剖概述

尺桡骨之间有骨间膜相连,相当坚韧。因桡骨与尺骨都有一些弯曲幅度,造成桡、尺骨间宽度不一,最宽位置达 2cm。前臂旋转位时骨间膜较松弛,而在中立位时此膜最紧张。骨间膜纤维的方向是从尺侧下方斜向桡侧上方。单一尺骨或桡骨发生骨折时,力量可从骨间膜传递至另一骨干,导致一侧骨干出现骨折,另一骨下端或上端发生脱位;或不同平面发生双骨折。

2.类型

此类骨折多为暴力所致。

(1)间接暴力或损伤。多为尺骨低位、桡骨高位的斜形骨折。当跌倒时手掌着地,暴力往上传递到桡骨中、上 1/3 处,以致骨折;经骨间膜残余暴力转移至尺骨,引起尺骨骨折,骨折线的位置较低。桡骨骨折常为锯齿状或横形,尺骨呈短斜形,存在骨折移位。

(2)直接暴力或损伤。可为机器伤。一般此种骨折为粉碎性骨折和横形骨折,骨折线在同一平面。

（3）扭转暴力或损伤。多为高位尺骨、低位桡骨骨折。受外力时前臂又受扭转外力的作用，即造成此类骨折，如跌倒时手掌着地，同时出现前臂旋转。跌倒的身体倾斜向一侧，前臂过度旋前或旋后，可出现双骨的螺旋形骨折。一般从尺骨的内上斜往桡骨外下，骨折线的方向一致，桡骨骨折线在下，尺骨骨折线在上。

（4）盖氏骨折。桡骨干下 1/3 的骨折，合并有尺骨小头脱位。

（5）孟氏骨折。尺骨干上 1/3 的骨折，合并有桡骨小头脱位。

3. 治疗

（1）保守治疗。应用手法复位、外固定，应注意避免出现骨间膜室综合征。在整复前根据受伤的原理和 X 线片所示骨折部位、移位方向及类型，确定复位手法和整复步骤：①患者仰卧，屈肘 90°，肩外展 90°，全麻或臂丛麻醉。②中、下 1/3 处骨折时取前臂中立位，掌和前臂与地面平行。③上 1/3 处骨折时取旋后位，手掌前臂与地面之间倾斜 45°；手掌与肘一同对抗牵引，成角畸形与重叠畸形矫正后，首先采取分骨法，再据骨折移位的情况分别用按提、摇摆、折顶等手法让骨折的断端复位。

此类骨折的复位较难，且复位后易发生移位。在复位时应先将两骨近远段正确对位，恢复两骨生理长度，矫正 4 种畸形。当骨擦音完全消失，骨折已复位，手下会有稳定感。若有一处骨折是稳定的横形骨折，另一处骨折是不稳定骨折，须先整复稳定骨折。如两处骨折都是不稳定骨折，先应整复有粗大结构的骨折，然后整复细小骨折。如两处骨折都属于稳定骨折，应先整复尺骨，然后对桡骨复位。中西医结合的骨折治疗经验表明，用手法整复，恰当地做外固定，多数患者可治愈。固定时需用 4 块小夹板、2 个分骨垫加以固定。还可运用长臂石膏做固定，此期间要保证合适的松紧度，8 周以后拆掉外固定，注意进行功能锻炼。

（2）手术复位。指切开复位做固定，适用于：①同侧肢体多处骨折、尺桡骨间膜破裂的多发性损伤者。②整复以后固定困难和进行手法复位失败者。③受伤时间较短、伤口污染不严重、开放性骨折术后固定不易和术后没有感染者。④重叠旋转及畸形愈合的陈旧性骨折，需要进行手术治疗者。⑤合并神经、血管及肌腱损伤者。

（二）单纯桡骨干骨折

单纯桡骨干骨折临床上较为少见，由于有尺骨支持，移位较少，骨折端有重叠，主要引起旋转移位。尺骨干的单骨折更少见，由于桡骨的支持，除非并发下尺桡关节的脱位，否则移位并不明显。

1. 原因与类型

幼儿发生桡骨干骨折时多为青枝骨折。当成人桡骨干中 1/3 或下 1/3 骨折时，骨折线在旋前圆肌起止点以下，因旋前及旋后肌力量相等，骨折近段处于中立位，而骨折远段受旋前方肌牵拉，旋前移位。桡骨干上 1/3 骨折时，附着在桡骨结节的肱二头肌及附着于桡骨上 1/3 的旋后肌使骨折近段后旋移位。

单纯桡骨干骨折重叠移位不常见。单纯尺骨干骨折极少见，多发生在尺骨下 1/3，由直接暴力所致，骨折端移位较少。

2. 临床症状与诊断

外伤后局部疼痛、肿胀、肢体畸形，旋转功能受限。完全骨折有骨擦音。X 线片可确定骨折类型及移位情况。但检查应包括上下尺桡关节，注意有无关节脱位。

3. 治疗

单纯尺骨干骨折或桡骨干骨折的治疗与前述双骨折类似。

（三）桡骨远端骨折

1. 解剖概述

桡骨下端关节面 3cm 以内的骨折称为桡骨远端骨折。桡骨下端关节面由背侧向掌侧、由桡侧向尺侧凹面，分别形成掌倾角（10° ~ 15°）和尺倾角（20° ~ 25°）。桡骨远端骨折多由间接暴力引起，按受伤机制可分为桡骨茎突骨折、伸直型桡骨下端骨折（即 Colles 骨折）、巴顿骨折（即 Barton 骨折，关节面骨折伴腕关节脱位）、屈曲型桡骨远端骨折（手背着地）、桡骨骨骺分离等。Colles 骨折最为常见，多见于成年及老年患者，常由摔伤时手掌撑地的间接暴力所致，常合并下尺桡关节脱位及尺骨茎突骨折，具有典型畸形，一般保守治疗即可。

2. 临床表现

创伤后致腕关节出现典型畸形，侧面见餐叉样畸形，正面见枪刺样畸形。局部剧痛、肿胀，可能见皮下瘀斑。手不敢握拳，手指在半屈曲的休息位，患腕的活动受限。

3. 诊断

（1）要点。①存在上述临床表现。②有相应创伤史。在跌倒时腕关节背伸位，前臂旋前，以手背或手掌着地。③具上述典型畸形，有时触诊出现骨擦感，或有骨擦音。④注意观察指肌腱功能是否正常，有无神经损伤。⑤对腕关节的正位、侧位摄片以掌握骨折病情。如为屈曲型桡骨远端骨折，其骨折端朝桡掌侧移位；骨折如是伸直型，骨折端往桡背侧移位。

（2）分类诊断。①伸直型骨折。常在前臂旋前、腕关节背伸位的状态下，手掌着地而受伤所致。受创后局部肿胀、疼痛，表现出典型的畸形姿态，侧面餐叉样畸形，正面枪刺样畸形。腕关节的活动受限，局部有明显压痛。X 线摄影见骨折近端朝掌侧移位，远端朝背侧和桡侧移位，可伴随下尺桡关节脱位。②屈曲型骨折。此型少见，包括反伸直型和屈曲型桡骨远端骨折等。多由腕关节屈曲时跌倒，手背着地所致。近折端向背侧移位，远折端向掌侧及桡侧移位，与伸直型骨折的移位方向正好相反。③巴顿骨折。为特殊类型的桡骨远端骨折，通过 X 线片可与以上两种骨折进行鉴别。

4. 治疗

（1）原则。①一般采取保守疗法。宜尽早进行手法复位，复位后采用石膏托或是小夹板，固定在掌屈尺偏位。儿童固定约3周，成人固定4 ~ 5周。②如手法复位有困难，可采取开放式手术，也可取骨圆针撬拨法复位，可于X线透视下进行。③固定后，用吊带或三角巾悬吊胸前。④伸直型骨折治疗以手法复位外固定为主，极少需手术治疗；屈曲型骨折主要采用手法复位外固定，手法与伸直型相反；巴顿骨折以手法复位外固定为主。⑤对症处理，如镇痛、活血化瘀等。⑥尽早进行功能锻炼，复位固定后即可做手指及肩肘伸屈活动，注意握拳时要尽量握紧，手指伸开时要尽力伸直。

（2）注意事项。①固定后应抬高伤肢，平卧时患处应高于心脏水平。②固定期间要注意患肢远端血液循环及肿胀情况，随时调节固定带松紧度，若手掌肿胀瘀紫或麻木，应立即拆除固定物到医院就诊。③适当补充钙，如摄入牛奶、鱼类、贝壳类食物等。④去除外固定后应循序渐进进行前臂及腕关节的功能锻炼，以防关节僵硬。⑤若骨折畸形愈合对功能无明显影响，可不予处理；如严重影响前臂旋转功能，可行手术治疗。

四、锁骨骨折

（一）临床表现

1. 症状

症状包括肿胀、瘀斑等，活动肩关节可使疼痛加剧。患者常以健手托肘部，头朝患侧倾斜。

2.体征

扪及骨折端有骨擦感，有局限性压痛。

3.X线检查

根据X线正位和侧位拍片结果，可做出相应诊断。

（二）治疗

1.无移位骨折治疗

对小儿青枝骨折以及无移位的骨折，可用三角巾做患肢悬吊3～6周，此后可开始活动。

2.手法复位

如中段骨折移位，可采取手法复位，用锁骨带或8字横行绷带固定。复位并固定后须仔细观察患者感觉、运动功能，及双侧上肢血液循环状况。

3.手术治疗

有下述指征者可行切开复位：①伴有血管、神经损伤。②不愈合的陈旧性骨折。③并发喙锁韧带撕裂的锁骨远端骨折。④开放性骨折。⑤难以耐受用8字绷带做固定带来的痛苦。⑥复位后又移位并影响外观。

第四节　骨盆骨折

（一）解剖概述

骨盆为环形，由左、右髋骨，骶骨，尾骨，以及其间的骨连接构成。两侧的髋骨在后面与骶骨形成骶髂关节。双下肢的稳定和负重由两侧的髋臼、骶髂关节向骶骨所在的脊柱传达，而骨盆前部则包容腹腔和骨盆内脏器。髋骨翼又称髂骨，其前下方为耻骨支与坐骨支，耻骨支最细，最易发生骨折。

骨盆内包含多个脏器，主要包括直肠、膀胱、尿道及女性生殖器官，骶髂部还有骶神经和坐骨神经等，骨盆发生骨折或移位将可能对这些器官和神经造成损伤。骨盆中还有多支大动脉及丰富的静脉丛，骨盆骨折可能损伤这些血管，造成大出血。

（二）分类

（1）根据骨折变形形态，骨盆骨折可分为压缩型、分离型和中间型。

（2）根据骨盆稳定性，可分为稳定骨折与不稳定骨折。

（3）Tile 分类。①稳定型（A 型）：骨盆环骨折，移位较小，未破坏骨盆环的稳定性，如耻骨支、坐骨支骨折，髂前上棘撕脱性骨折，髂翼骨折等。②旋转不稳定型（B 型）：骨盆的旋转稳定性被破坏，但垂直方向无移位，仅破坏了旋转的稳定性。B 型根据损伤机制不同又可分为 B1 型、B2 型和 B3 型。B1 型为分离型；B2 型为压缩型，骨盆受侧方压缩，同侧发生骨折；B3 型为压缩型，骨盆受侧方压缩，对侧发生骨折。③旋转与垂直不稳定型（C 型）：既有旋转移位，又有垂直移位。C 型又可分为 C1 型、C2 型及 C3 型。C1 型为单侧骶髂关节脱位；C2 型为双侧骶髂关节脱位；C3 型为既有骶髂关节脱位，又有髋臼骨折。

（三）临床表现与诊断

骨盆连接躯干和下肢，具有稳定、固定及活动肢体的重要功能。发生骨盆不稳定骨折时，常会造成体态变化和活动功能障碍，同时伴有疼痛；稳定骨折可无体态变化，仅有局部疼痛。若合并骨盆内的脏器、神经、血管损伤，还可出现相应症状。

正位、骨盆入口位与出口位的 X 线摄影可以较明确地观察骨盆的形态，诊断骨折类型。CT 及 MRI 检查能明确骨盆韧带的结构，提供更多的软组织信息。

（四）治疗

1. 非手术治疗

稳定骨折及骨折游离块不影响活动、不造成畸形的情况下仅需休息静养，一般休息 2~4 周。不稳定骨折应早期复位，根据需要不进行固定或予以骨牵引或骨盆悬吊。可视情况予以一定的止痛药。

2. 手术治疗

保守治疗无法有效复位或完成良好固定的情况下应进行切开复位内固定。

3. 并发症治疗

如合并盆腔脏器、血管、神经损伤，应给予相应的修复、止血等治疗。

第五节　下肢骨折

一、股骨骨折

（一）股骨颈骨折

1. 解剖概述

股骨颈长轴线和股骨干的纵轴线间形成 110° ~ 140° 的颈干角，平均在 127°。成人的颈干角小于儿童。重力传导的传力线沿着股骨小转子和股骨颈的下沿进行传导，构成骨皮质的增厚部分，而不是顺着股骨颈的中心线进行传导。颈干角小于 127° 者为髋内翻，超过 127° 是髋外翻。就矢状面观察，股骨干的纵轴线和股骨颈的长轴线并不处于同一平面，股骨颈前倾 12° ~ 15°，称作前倾角。髋关节有较大的关节囊，由多个方向包裹股骨颈、股骨头及髋臼。关节囊包裹的部分没有骨膜，无关节囊包裹的部分为髋关节的下、外、后方。髂股韧带在关节囊前上方，坐股韧带则在上、内、后方，均是稳定髋关节的结构。

成年人股骨头有来源丰富的血运。旋股外侧、内侧动脉的分支，是股骨颈、股骨头重要的营养动脉；小凹动脉在股骨头的圆韧带里，为股骨头凹部血液循环的来源；顺股骨颈进到股骨头的滋养动脉升支，为股骨干提供营养。股深动脉分为旋股内侧动脉，于股骨颈基底关节囊滑膜的反折位置，分干骺端下侧、干骺端上侧、骺外侧等动脉，进到股骨头中。股骨头区域 2/3 ~ 4/5 的血液循环由骺外侧动脉提供，它是股骨头供血来源的最主要部分。引起股骨头缺血与坏死的主因是旋股内侧动脉受损。

2. 骨折分类

以下为股骨颈骨折的分类(Garden 分型)。

(1)根据骨折移位的程度可分为：①外翻嵌插和不完全骨折为Ⅰ型。②完全骨折且无移位为Ⅱ型。③有少于50%的部分移位为Ⅲ型。④移位多于50%为Ⅳ型。

(2)根据股骨颈处骨折线位置。有基底骨折、头下骨折以及经颈骨折。

(3)根据 X 线所见可分为：Pauwells 角小于 30°的外展骨折与 Pauwells 角超过 50°的内收骨折。

3. 临床表现及诊断

有摔倒受伤史的中老年人，不能站立与行走，下肢的活动受限，患髋疼痛。体检患肢有外旋畸形，多为 45° ~ 60°。纵向叩击痛及局部压痛。髂股三角的底边缩短，患肢缩短，大转子在尼拉通线(Nelaton)之上。

X 线摄影可辨明骨折类型、位置与移位的情况，为治疗方案选择的重要依据。

4. 临床治疗

股骨颈骨折Ⅰ型及Ⅱ型患者的全身情况较差，或是伴有严重的心、肺、肾、肝功能障碍的情况下，可采用非手术治疗。下肢进行皮肤牵引，穿防脱位鞋，并卧床 6 ~ 8 周。可同时练习足趾和踝部屈伸活动，对股四头肌进行等长收缩练习，以免静脉中血栓形成或是引起静脉回流障碍。卧床期间注意预防褥疮、肺部感染及尿路感染等并发症。8 周后，一般可逐渐在床上坐起，但不可盘腿而坐；3 个月后，可扶双拐下地，不可负重；6 个月以后，逐渐做到弃拐行走。

手术相对指征为股骨颈骨折分型Ⅰ型及Ⅱ型骨折，绝对指征为Ⅲ型及Ⅳ型骨折。65 岁以下任何类型的股骨颈骨折及 65 岁以上Ⅰ型及Ⅱ型骨折，应进行闭合复位内固定，或是切开复位内固定。65 岁以上Ⅲ型及Ⅳ型骨折应进行人工关节置换术。

（二）股骨转子间骨折

股骨转子间骨折指的是股骨小转子至大转子之间的水平骨折，常见于老年人，男性多于女性，约为 1.5 ∶ 1。由于股骨转子部位的血液供应丰富，很少发生骨折不愈合或股骨头缺血性坏死。此类骨折属于关节囊外骨折，治疗以非手术疗法为主。

1.病因及分类

常由间接外力所致。如直接的外力撞击、跌倒时强力外展与内收、下肢突然扭转等，均可发生股骨转子间骨折。由于此处骨质脆弱且疏松，常为粉碎性骨折。对此种骨折进行分类，一般根据骨折线走向，目的是提示其稳定性。

（1）转子间顺线型。为稳定型，骨折线从大转子朝下到小转子，方向跟转子间线相平行。

（2）转子间逆线型。为不稳定型，骨折线从大转子的下方往内上至小转子上方。

转子间骨折可能为粉碎性骨折且稳定性差，这时难以对骨折线走向进行分辨，可根据 Tronzo-Evans 分类法分类：①Ⅰ型。骨折线从外上斜往下内，没有移位，为单纯的转子间骨折。②Ⅱ型。股骨矩尚完整，但在Ⅰ型基础上出现移位，伴小转子的撕脱性骨折。③Ⅲ型。骨折累及股骨矩，存在移位，多伴随转子间后部的骨折，伴有小转子骨折。④Ⅳ型。可发生大转子冠状面与股骨颈爆裂骨折，伴大、小转子的粉碎性骨折。⑤Ⅴ型。骨折线从内上斜往下外，是反转子间的骨折，可有股骨矩破坏与小转子骨折。

2. 临床表现与诊断

（1）临床表现。创伤后局部疼痛及压痛，肿胀和功能障碍等都较明显，髋外侧有时可有皮下瘀斑；极度外旋位出现在远侧骨折段，严重时达到90°外旋。一般需依靠X线片来确诊。临床实践说明，用骨折原状态判断骨折稳定性，似更加重要。创伤后髋内翻更严重的患者，其骨折更不稳定；而原来无内翻或是髋内翻较轻者，其骨折更趋稳定。此类骨折的稳定性，可能跟骨折走向或是方向无关。

（2）诊断。中老年人有摔倒受伤病史。有下肢活动受限、不能站立及行走、患髋疼痛等症状。检查患肢出现外旋90°畸形，可出现患肢短缩，纵向叩击痛和局部压痛。X线片可明确移位情况及骨折类型。

3. 治疗

应以非手术疗法为主，矫正下肢外旋、短缩和髋内翻畸形。

（1）牵引疗法。适用于所有类型的转子间骨折。一般以骨牵引最为适用，患肢安置在有屈膝附件的托马斯架上平行牵引，牵引时患肢保持屈曲和外展各30°，内翻10°，防止发生髋内翻畸形。牵引重量开始约为体重的1/7，复位满意后改用4 ~ 5kg维持。牵引时间为6 ~ 8周，以后再改用抗外旋石膏固定直至骨折愈合牢固。

（2）内固定法。近年来多主张用内固定疗法，特别对年龄较大、不能耐受长期卧床的患者更为适用。施行内固定后，可以早期离床活动，减少并发症，预防髋内翻。对于适合手术的患者，主张早期手术，切开复位内固定。手术需显露骨折端，先整复骨折，在X线监控下进行内固定。

内固定方法有鹅颈三翼钉、滑槽加压螺钉加接骨板及多根钢针等，方法很多，主要可分为髓内固定系统、各种形式的髓内钉和髓外固定系统、各种形式的接骨板。时间短、手术损伤小、安全可靠，可取得良好效果。陈旧性转子间骨折，有严重髋内翻畸形的患者，可行转子下外展截骨术矫正。

(三)股骨干骨折

人体最大的管状骨是股骨，其周围包裹着丰富的筋膜和肌肉，这使股骨干骨折多由强大的暴力引起。若骨折后出血量大，局部的损伤严重，就容易引发休克。此类出血量最多可至1000mL。另外，股骨下1/3部位的骨折还可能损伤腓总神经与腘动脉、腘静脉等。

1.临床类别

(1)上1/3骨折。因臀中肌、臀小肌、外旋肌以及髂腰肌和牵拉作用，骨折近折端往外、前旋方向移位；因内收肌牵拉，远折端往后内方移位；因阔筋膜张肌、股四头肌及内收肌作用，则移位方向为近端。

(2)中1/3骨折。因内收肌群牵拉，骨折向外方成角。

(3)下1/3骨折。由于腓肠肌牵拉与肢体重力的作用，远折端往后方移位，可损伤腓总神经与腘动脉、胸静脉等；又因股外肌、股内肌、股前肌等肌肉牵拉的合力，引起近折端往前上方移位，导致短缩畸形。

2.临床表现

创伤后发生皮下瘀斑与大腿肿胀等，体检可见骨擦音、假关节活动、局部压痛等。

(1)患侧髋关节、膝关节活动受限，不能站立行走。

(2)伤肢局部明显肿胀、剧痛，叩击足跟时疼痛加剧。

(3)大腿明显短缩，局部出现成角畸形或旋转畸形，有反常活动，可有骨擦音、骨擦感。

3. 诊断要点

因出血量大，患者可能出现失血性休克。据下述各项即可做出临床诊断。

（1）具有上述临床表现。

（2）明显外伤史。车轮碾压、重物直接打击、火器性损伤等直接暴力作用于股骨，容易引起股骨干的粉碎性骨折或横形骨折，同时导致广泛软组织损伤。

（3）注意检查小腿感觉及胫后动脉、足背动脉情况，以了解血管、神经是否受损。

（4）注意检查有无合并休克。

（5）拍股骨正位片、侧位片。X 线片可明确骨折的类型、移位情况及准确部位。

4. 治疗

对于股骨干骨折，首先应注意合并伤的急救和休克的防治，在急救时，患肢可暂时用夹板、木棍或木板等固定或与健肢固定，防止损伤进一步加重。

（1）大多数股骨干骨折都可应用保守或非手术疗法。主要包括：①持续皮牵引或骨牵引配合手法复位，小夹板外固定，儿童 4 ～ 6 周，成人 8 ～ 10 周。②新生儿骨折，在复位后可用压舌板固定，也可将伤肢用绷带固定于健肢，2 周即可愈合。③ 3 岁内儿童用垂直悬吊牵引（注意使臀部离开床面），3 ～ 4 周后，骨折可有良好愈合。④一般在手法复位后，3 岁以上儿童可采用布朗氏架固定持续牵引或托马斯架平衡持续牵引。

不过，保守治疗卧床时间长，并发症多，目前并不提倡首选。

（2）手术治疗。指征：①非手术疗法失败。②对不愿保守治疗或病理性骨折者也应选用手术治疗。③合并神经血管损伤。④同一肢体或其他部位多处骨折。⑤无污染或污染很轻的开放性骨折。⑥老年人骨折不宜长期卧床，陈旧性骨折不愈合或有功能障碍的畸形愈合。

现代手术方法有闭合复位或间接复位交锁髓内针固定，以及经皮微创钢板接骨术（MIPPO）等。传统方法则有切开复位加压钢板内固定，或切开复位采用传统髓内针（如V形针、梅花针）固定。一般经牢固的内固定后3周即可扶拐下地不负重行走，直至X线片明确愈合，才能逐渐负重。

（3）固定期间或术后应尽早进行股四头肌锻炼。

（4）对症处理。适当使用活血化瘀及促进骨骼生长的药物。

5. 注意事项

（1）伤后均应拍片检查，明确骨折部位、类型及移位情况。

（2）定期拍片检查骨折对位情况。

（3）垂直悬吊牵引时，应经常检查两足的血液循环和感觉有无异常，以防发生并发症。

（4）牵引期间应注意测量双下肢长度，以防患肢过度牵引致骨不愈合，注意避免压迫腓总神经。

（5）适当补钙。

（6）去除外固定或牢固内固定后应积极做髋、膝关节屈伸训练，防关节及其附件粘连。

（7）对儿童股骨干骨折，仅要求对线良好，对位要求不高。1 ~ 2cm 的重叠反而可克服因骨折完全对合所引起的伤肢过长的缺点。

二、髌骨骨折

（一）临床表现及诊断

髌骨骨折常出现在青壮年。受伤后，膝关节不能活动，膝关节前方瘀斑、肿胀。检查可发现髌骨前方压痛。受伤早期，可扪及骨折分离出现的凹陷，挤压髌骨时疼痛加重。因关节内积血，可出现浮髌试验阳性。

X 线片可明确骨折类型、部位与移位程度，也是选择治疗方法的重要依据。

（二）治疗

无移位的髌骨骨折采用非手术方法治疗，早期可冷敷、加压包扎、减少局部出血。并保持膝关节伸直位，使用石膏托或下肢支架固定 4 ～ 6 周，即可开始股四头肌等长收缩。可在 6 周后开始膝关节主动屈伸活动训练。

有移位的横行骨折，如果移位在 0.5cm 以内，可采用非手术方法治疗。超过 0.5cm 应进行手术治疗，采用切开复位张力带钢丝内固定，或用钢丝捆扎固定。

髌骨粉碎性骨折，应行手术恢复关节面的平滑性；复位后，用钢丝环绕捆扎固定。严重的粉碎性骨折，无法恢复关节面的完整性，可摘除髌骨。

三、胫腓骨骨折

（一）胫骨平台骨折

1. 分类

（1）单纯胫骨外侧髁劈裂骨折。

（2）外侧髁劈裂合并平台塌陷骨折。

（3）单纯平台中央塌陷骨折。

（4）内侧平台骨折。可表现为单纯胫骨内侧髁劈裂骨折或内侧平台塌陷骨折。

（5）胫骨内、外侧髁骨骨折。

（6）胫骨平台骨折同时伴有胫骨干骺端或胫骨干骨折。

2. 治疗

目的是恢复关节面平整和韧带完整性，保持膝关节活动。

（1）单纯劈裂骨折若无明显移位，可采用下肢石膏托固定4 ~ 6周。移位明显者应切开复位，用松质骨螺钉内固定或支撑钢板固定，以保持关节面平滑和恢复内、外侧副韧带张力。

（2）平台中央的塌陷骨折，由于不是重要负重区，在1cm以内的塌陷，只需用下肢石膏固定4 ~ 6周，即可开始功能锻炼。若骨折块塌陷超过1cm，或有膝关节不稳定，应行切开复位，植骨内固定，并用石膏固定4 ~ 6周。

（3）无移位的平台内侧骨折，只需用石膏固定4 ~ 6周，即可进行功能训练。

（4）对于伴平台塌陷的劈裂性骨折，应切开复位。撬起塌陷骨块，恢复关节面平滑，植骨骺，松质骨螺钉内固定或支撑钢板固定。

前述分类中第（5）、（6）项骨折应切开复位内固定。

（二）胫腓骨干骨折

胫腓骨干骨折是极常见的骨折，多见于儿童及青壮年，易形成开放性骨折，可由直接暴力或间接暴力造成。胫骨上1/3骨折易损伤腘动脉，胫骨中1/3骨折易发生骨筋膜间室综合征，胫骨下1/3骨折易引起骨折延迟愈合或不愈合，腓骨上端骨折易损伤腓总神经。

1. 骨折分类

（1）临床分类。可分为3类：①胫腓骨干双骨折；②单纯胫骨干骨折；③单纯腓骨骨折。

临床上以胫腓骨干双骨折为最多见。表明遭受的暴力大，骨和软组织损伤重，并发症多，治疗有一定困难。

（2）胫腓骨干骨折还可进行AO/OTA分类，具体如下：① A为胫骨干简单骨折，断端接触> 90%。A1为胫骨干简单螺旋形骨折；A2为胫骨干简单斜形骨折，腓骨完整或是合并腓骨骨折；A3为胫骨干简单横行骨折，腓骨完整或合并腓骨骨折。② B 为胫骨干简单粉碎性骨折，即蝶形骨折，断端部分接触。B1 为螺旋蝶形骨折，腓骨完整或合并腓骨骨折；B2 为弯曲蝶形骨折，腓骨完整或合并腓骨骨折；B3 为粉碎性蝶形骨折，腓骨完整或合并有腓骨骨折。③ C 为胫骨干复杂粉碎性骨折，断端无接触。C1 为复杂螺旋形骨折，C2 为节段性骨折，C3 为不规则骨折。

2. 临床表现

胫腓骨干双骨折最多见，单纯胫骨或腓骨骨折少见。可出现不同程度成角、短缩、旋转畸形。开放性骨折较常见，伤口内可见骨折断端。骨筋膜室综合征常发生在胫腓骨骨折，如出现肿胀、疼痛严重，应予以警惕。主要临床表现如下。

（1）开放性骨折伴有伤口及出血，有时可见骨折端。

（2）伤后小腿肿胀严重，疼痛剧烈。

（3）叩击足跟部，疼痛加剧。

（4）下肢活动受限，不能站立、行走。

（5）局部畸形，有反常活动，触及有骨擦音、骨擦感。

3. 诊断要点

（1）具上述临床表现。

（2）有相应外伤史。

（3）了解胫前区压力和腓肠肌张力是否增加，防止出现骨筋膜室综合征。

（4）应注意足背动脉及胫后动脉搏动情况，了解血管是否受损。

（5）出现足下垂、小腿外侧或足背部皮肤感觉障碍，应考虑腓总神经损伤。

（6）拍摄胫腓骨 X 线正位片、侧位片以进一步明确诊断。

4. 治疗

目的是矫正成角畸形和旋转畸形，恢复胫骨上、下关节面的平行关系，恢复小腿长度、对线和持重功能。当手法复位失败，可以采用闭合或切开复位内固定。严重粉碎性骨折或双段骨折、污染不严重、受伤时间较短的开放性骨折，可选择钢板螺钉或髓内针固定。软组织损伤严重或污染较重的骨折，可行外固定器固定。胫骨复位和腓骨复位同样重要，但一般先满足胫骨的复位。具体治疗措施如下。

（1）服用活血化瘀及促进骨骼生长的药物。

（2）单纯的腓骨下 1/3 骨折可不做任何固定，卧床休息 4 ~ 6 周即可使用手杖走路。

（3）对无移位或有移位的稳定骨折，可用手法复位管形石膏外固定或小夹板外固定。

（4）长螺旋形或长斜面骨折，粉碎型、短斜形或一骨多段骨折等不稳定骨折，可采用手法整复，小夹板局部外固定，并配合跟骨牵引治疗。也可以用外固定支架进行固定治疗，尤其对已有伤口感染的开放性骨折更为适用。

（5）不稳定骨折，非手术治疗失败，或合并重要血管损伤的骨折，或开放性骨折早期伤口感染不重者，可以手术治疗加内固定或外固定支架等治疗。

（6）一旦出现重要血管损伤或骨筋膜间室综合征，必须尽早施行血管探查或骨筋膜室减压术。合并腓总神经损伤者，根据不同情况，应进行严密观察或早期手术探查。

（7）治疗期间应注意功能锻炼。

5. 注意事项

（1）对外伤后疑有骨折者，均应进行影像学检查，否则单纯腓骨骨折者容易漏诊。

（2）对肢体肿胀严重时使用小夹板或石膏，应注意骨筋膜室综合征的出现。

（3）下地活动时要放平足底，不要用足尖着地，更不能悬空。

（4）骨折处无痛时可以逐渐开始负重行走。

（5）治疗期间应做股四头肌舒缩与踝关节屈伸活动。

四、足踝部骨折

（一）踝部骨折

平日的踝部损伤多为踝部韧带的损伤。一般多在体育锻炼、行军和劳动时发生，轻者通常为踝部扭伤；而坠落伤、碾压伤、砸伤等较大暴力可导致骨折；踝部火器伤常见于战时。踝部扭伤轻者发生部分撕裂与韧带拉松，重者可出现脱位及骨折，甚至完全断裂，同时发生踝关节半脱位。患者踝关节扭伤以后，外跟下方与前下方可有疼痛、肿胀，急性期有瘀斑出现。这时足内翻动作将加重疼痛，足外翻可没有疼痛。由于踝部位于身体的低位，循环也较差，受伤后极易出现水肿，抗感染和愈合能力均较差，需要较长时间恢复。骨关节受损后还容易出现关节僵硬与畸形，主要的畸形如踝关节跖屈畸形，可严重影响患者承重和走路的功能，治疗时要注意防止。

1．解剖概述

关节韧带损伤和踝部扭伤关系密切。韧带由踝关节囊的纤维层增厚而成，主要有3组，其生理特点也成为在某种情况下容易导致某种损伤的内因。

（1）三角韧带。即内侧副韧带，是踝关节中最坚固的韧带，其主要功能是防踝关节外翻。三角韧带来自内踝，以扇形往下，分束止在跟骨、足舟骨以及距骨。按纤维的止点和走向不同，又可分为距胫后韧带、距胫韧带、舟胫韧带及跟胫韧带。

（2）外侧副韧带。起自外踝，分三束分别止于距骨前外侧、距骨外侧或距骨后方，故又称为距腓前韧带、跟腓韧带和距腓后韧带。这是踝部最薄弱的韧带，容易受伤。

如内侧副韧带受损，会使踝关节的侧方不稳定；如外侧副韧带受损，将引起踝关节在各方向上的不稳定。

（3）胫腓横韧带。即下胫腓韧带，共两条，分别在胫腓骨下端后方与前方，把腓骨、胫骨紧紧接连在一起，加深踝穴后方和前方，使踝关节稳定。

跟腱功能为踝关节跖屈，在日常行走或奔跑等动作中起重要作用。实际上，足踝后部的跟腱能承担很大张力，为身体最强大肌腱，平日生活里很难出现断裂，除非动作特殊或患某种疾病。

2. 损伤原因

许多原因可致踝部扭伤，如运动前未充分进行准备活动、所穿运动鞋不合脚、场地不平、跑动跳跃时不慎踩踏其他用品以及活动时未集中注意力等。若踝关节在跖屈位，而行走的道路高低不平或正下台阶，此时如遭外翻或是内侧的暴力，因过度牵拉踝部韧带，可使韧带部分受伤甚至完全断裂。跟腱断裂少数由跟腱原位外伤引起开放性跟腱断裂，大多数患者则因间接暴力所致，还有部分患者在跟腱断裂以前有相应的慢性病。在暴力引起直接跟腱断裂之外，间接暴力所致断裂是因踝关节处于过伸位置而小腿三头肌又猛然用力。踝关节处于背伸20°～30°用力跖屈时，踝部至跟骨结节轴心半径较大，此时跟腱高度紧张，如突然发力跳踏，跟腱在紧张状态下将承受几倍自身重力以上的力量，这将使跟腱断裂。

韧带急性损伤后修复不佳，使韧带松弛，则可造成复发性损伤，引起慢性的踝关节不稳定，易发生骨折。足踝部骨折常由间接暴力所致。按受伤时脚所处位置，以及暴力的方向与大小，可引起外翻骨折与内翻骨折。

（1）外翻骨折。创伤时踝部处于极度外翻，或因重物压迫外踝而引起踝关节的极度外翻。不同程度的创伤，由强度不同的暴力所致。内踝的撕脱性骨折为轻症者，骨折线为横形，又名Ⅰ度骨折、单踝骨折。如暴力持续，外踝将受到距骨撞击，引起下胫腓韧带的撕裂或是外踝斜形骨折，又名Ⅱ度骨折、双踝骨折。在下胫腓韧带被撕断后，可于更高位置出现腓骨骨折，距骨也往外侧脱位。如同时存在外旋暴力，则使腓骨发生螺旋形骨折。

（2）内翻骨折。创伤时踝部处在极度内翻位，由于强度不同的暴力导致程度不同的损伤。轻者可发生外侧副韧带的损伤伴外踝的横形骨折或腓骨尖撕脱，又名Ⅰ度骨折、单踝骨折。如暴力持续，内踝将受到距骨撞击，导致内踝的斜形骨折，又名Ⅱ度骨折、双踝骨折。有时还可发生距骨的跟腓韧带及下胫腓韧带的撕裂，引起踝关节的不稳定，暴力严重时使距骨往内半脱位与双踝骨折。

（3）当踝关节在内收跖屈位受到暴力作用，则可同时往后导致距骨后移位。后踝骨折是由后踝受撞击所致，又名Ⅲ度骨折、三踝骨折。如踝关节受创伤时处在背屈位，可导致胫骨前唇的骨折。

3. 临床表现及诊断

（1）临床表现。踝部扭伤可导致肿胀、疼痛以及皮下瘀斑，活动踝关节可加重疼痛。体检可见患处有局限性的压痛点。对跖屈位踝关节加压，致足外翻或是内翻时，可加重疼痛。这时可做出踝韧带损伤的诊断。

对韧带松弛、部分损伤及完全断裂进行诊断，有时较为困难。踝关节拍正位、侧位片，可辨明撕脱性骨折。在加压时踝关节极度内翻位拍正位X线片，可见关节外侧的间隙有显著增宽，或是在侧位片看到距骨往前半脱位，常是外侧副韧带受到完全损伤。

跟腱断裂主要表现为跖屈乏力，无法踮脚站立，跟腱局部有明显肿胀、疼痛。疼痛多为突发，即使能勉强行走，但小腿感觉乏力而难受。外伤直接所致开放性跟腱断裂，受伤皮肤开裂、出血，伤口可见跟腱组织，诊断不难。但有些患者跟腱断裂并回缩，易漏诊，后又因无力举足而就医。间接外力所致跟腱断裂，多因在踝关节极度背伸时做蹬踏或弹跳动作。患者脚跟后先有棒击感及弹响，继而提脚乏力，不能完成跳跃、蹬地等类动作。行走艰难或乏力前进，伴跛行，跟腱部位凹陷，跟骨结节下移。数小时或数天内患部渐肿胀，踝关节后出现沿足跟的可见瘀斑。可在受伤时捏小腿三头肌（汤普森试验，Thompson 试验）判断腓肠肌、比目鱼肌复合体连续性，做出确诊。检查时患者俯卧，双脚在床沿外，检查者捏患者的小腿三头肌，立刻跖屈为正常，如踝关节不动则表明跟腱断裂。

足踝部骨折可根据 X 线片确诊。

（2）诊断要点。①有明确运动中相应部位损伤病史。②有相应的症状和体征。③检查。超声检查可确定跟腱有无断裂及断裂位置，X 线片可明确骨折线的走向，分析骨折机制，对于正确复位有帮助；MRI 可判断跟腱受损变性情况。Thompson 试验最有利于确诊本病的跟腱断裂。

4. 治疗

（1）常用处理措施。急性损伤须即刻冷敷，减少肿胀和局部出血。若踝扭伤并不严重，也可立即冷敷或用冷水浸泡 10 ~ 15min，可减轻疼痛，防止过度肿胀及内部组织出血。如用冰块，不应直接接触皮肤，以免冻伤该处皮肤，应用纱布对脚踝进行捆扎。如将凉水和热水并用，将有利于踝部扭伤的治疗。此法可刺激血液循环而减轻肿胀并促进治愈。具体操作时先把脚跟放进温度适宜的热水中约 15s，再转到冷水中浸泡约 5s，反复数次。

（2）保守治疗。局部扭伤的理疗可在 48h 后进行，促进组织恢复。韧带松弛或是部分损伤者踝关节 90° 背屈，外侧副韧带受损者取外翻位，内侧副韧带受损者取极度内翻位，用石膏靴进行固定，或用绷带、宽胶布固定 2 ~ 3 周。如果韧带完全断裂，踝关节又不稳定，或是有小的撕脱骨折片，也可用石膏靴进行 4 ~ 6 周的固定。如骨折片进入关节内，可做切开复位，直接修复断裂韧带，固定骨折片。

术后使用石膏靴继续固定 3 ~ 4 周。反复损伤、踝关节存在不稳定及副韧带松弛者，为保护踝关节，宜坚持穿高帮鞋。后期因慢性不稳定，可能引起关节软骨退变及踝关节脱位等，产生骨关节炎。这时可采取关节成形术做治疗，或于关节腔里注射玻璃酸钠（即透明质酸钠）等药物。

跟腱断裂采用屈膝、跖屈位石膏固定，踝关节跖屈、膝关节屈曲 45°，以促断端靠近而愈合，一般固定 6 ~ 8 周。治疗时先用膝关节长腿支具，将肢体限制于踝关节跖屈、膝关节屈曲位，以尽量降低跟腱的张力。4 周后锯断膝关节以上的石膏，换成短腿石膏。非手术治疗后跟腱的再断裂率为 1.7% ~ 10%，比手术治疗的再撕裂率高，但无神经损伤、切口感染的风险，也无伤口愈合不良的情况。

（3）中医分期论治。①初期。宜消肿止痛，活血化瘀。可内服活血止痛汤加减，基本用药包括当归 15g，三七 6g，川芎、乳香、没药、红花、赤芍各 10g，水煎服；另血竭 3g，冲服。每日一剂，一日 2 次；若黄酒煎服，则每两日一剂。若肿胀严重，加泽兰、车前子各 9g，木通 10g，姜黄 12g，以利水消肿；若疼痛剧烈，加延胡 15g，木香 3g，以行气止痛；若红肿发热，加牡丹皮 15g，栀子 3g，黄柏 9g，以清热凉血。外敷药用伸筋草、透骨草、苏木、大黄各 15g，姜黄 12g，乳香、没药各 10g，将这些药研细末，用适量黄酒调成糊状并蒸熟，待温度适中时外敷患处。

②中期。宜壮筋骨，和营血，祛瘀生新。可内服散瘀和伤汤加减，基本用药包括木鳖子、桃仁各 6g，半夏、甘草各 9g，红花、骨碎补各 10g，独活 12g。每日一剂，一日 2 次；若黄酒煎服，则每两日一剂。外敷药用红花 6g，自然铜 10g，香附 12g，泽兰叶、当归各 15g，五加皮、鸡血藤各 20g。研为细末，用适量黄酒将其调成糊状并蒸熟，待温度适中时外敷患处。

③后期。宜舒经活络，温经止痛。可以内服伤科舒筋汤加减，基本用药有地龙 3g，伸筋草 15g，木瓜、桑寄生各 9g，乳香、没药、甘草、五加皮各 10g，陈皮、羌活

各 12g。水煎服，每日一剂，一日 2 次；若用黄酒煎服，则每两日一剂。若感麻木，加红花 10g，当归 15g，以活血通络；若疼痛明显，加玄胡 9g，牛膝 12g，乌药 6g，枳壳 10g，以行气止痛。外敷药用制川乌、制草乌各 6g，川芎、威灵仙、青皮各 15g，透骨草、五加皮各 20g，红花 10g，羌活 12g。将上药研细末，用适量黄酒将其调成糊状并蒸熟，待温度适中时外敷于患处。

（4）运动员及需要做复杂动作的演员发生跟腱断裂后，将提出较高的功能要求，适宜者应手术治疗。因手术缝合能准确把握缝合的松紧度，保守治疗难以做到这一点。局部皮肤感染不宜手术或无手术条件，应选择非手术治疗，否则以手术为好。对伤口开放的患者需尽快进行手术以防伤口感染。可根据手术中所见跟腱损伤情况选择手术方法，包括选择相邻肌腱组织以增加肌腱强度技术和选择相应肌腱缝合技术。现在精确手术的切口很小，可减少感染等并发症。须注意，手术治疗存在神经损伤、切口感染及切口愈合不良等风险。术后还应积极进行康复训练以保证治疗效果。

（5）踝部骨折属于关节内骨折，要求复位正确、固定牢固，应早期做功能锻炼。

①单踝及双踝骨折无移位。多仅需小夹板固定，也可用管形石膏使踝关节在中立位固定。一般 4 周后将外固定拆除，开始行走。

②单踝及双踝骨折有移位。一般局麻下手法复位，用小夹板或是小腿的管形石膏进行固定。根据骨折类型采取不同手法复位技术，复位与暴力方向相反为基本原则。

内翻骨折。牵引过程中，操作者以一只手顶着外踝的上方，另一只手往外挤压足内侧与内踝，并使踝部处于外翻位。如距骨往后脱位，可先将跟部往前推，再使患足外翻，保持脚处在外翻背屈位。

外翻骨折。两名助手各握住患者小腿与患足，做相反方向的牵引拔伸。操作者一只手顶着内踝上方，另一只手往内挤压足外侧及外踝，并使踝部处于内翻位。如下胫腓韧带存在断裂，距骨往外侧方移位，操作者可使两掌同时挤压患者两踝，令其对合。伴有外旋骨折时，复位可添加内旋手法。

无论是内翻还是外翻骨折，如经过整复，X线片表明内踝的断端之间对合不佳，尤其侧位片提示内踝断端出现分离，就说明其间存在韧带或是骨膜嵌夹，可撬开被嵌夹软组织，也可做切开复位。内踝不愈合可导致疼痛。

③三踝骨折的复位。先将外、内踝手法复位，再进行后踝复位。复位时脚部可先稍跖屈，避免跟腱牵拉距骨而对胫骨下端的关节面造成压迫，再用劲将脚跟往前方推挤，矫正距骨的后移。然后使踝关节背伸，借后侧关节囊（紧张状态）将后踝拉下，直到跟胫骨下的关节面相平，以复位后踝骨折片。

④切开复位并内固定。适应证如下：踝部有多处骨折，并存在胫腓骨下端分离；伴有踝部开放伤，以及血管、神经损伤需进行探查修复或清创术；经手法复位而失败。

复位手术后以螺钉固定后踝及外、内踝，外部用石膏固定8 ~ 10周。对下胫腓韧带进行修补。

（二）距骨骨折

距骨居于胫骨、腓骨与跟骨、舟骨之间，为足部主要负重骨之一，对踝关节活动有非常重要的作用。但距骨脱位较距骨骨折更多见。距骨营养血管供给主要来自前后关节囊及韧带附着处，如骨折或脱位后营养血管供给被切断，复位后距骨坏死率可达95%以上。

1.类型与移位机制

（1）距骨颈部及体部骨折。多因高处坠地，足跟着地，暴力沿胫骨向下，反作用力从足跟向上，足前部强力背屈，使胫骨下端前缘插入距骨颈、体间，造成距骨颈或距骨体骨折，以前者较多。如足强力内翻或外翻，可使距骨发生骨折脱位。距骨颈骨折后，距骨体因循环障碍可发生缺血性坏死。

（2）距骨后突骨折。由足强力跖屈被胫骨后缘或跟骨结节上缘冲击所致。

2. 临床表现与诊断

伤后踝部疼痛、肿胀、压痛及功能障碍都十分显著，须与单纯踝关节扭伤相鉴别。由于跟骨及踝部骨折可与距骨骨折同时发生，有时临床鉴别很困难，多需进行X线检查以确诊。对于距骨后突骨折，经验较少的医生易与距骨后大小相似的副骨混淆；后者是边缘光滑的子骨，同时距骨后缘也无缺损现象，而距骨后突骨折则相反，应注意鉴别。

3. 治疗

距骨除颈部有较多的韧带附着，血液循环稍好外，上、下、前几个方向都是与邻骨相接的关节面，缺乏充分的血液供给，应注意准确复位和严格固定。否则，骨无菌性坏死和不连接发生率较高。

（1）无移位骨折。应以石膏靴固定6 ~ 8周，骨折未坚实愈合前尽量不要强迫支撑体重。

（2）移位骨折。距骨头骨折多向背侧移位，可用手法复位，注意固定姿势于足跖屈位使远断端对准近断端，石膏靴固定6 ~ 8周。待骨折基本连接后再逐渐矫正至踝关节90°功能位，再固定4 ~ 6周以达到更坚实的愈合，尽量不要强迫过早承重。距骨体骨折如有较大分离，手法复位虽能成功，但要求严格固定10 ~ 12周。如手法复位失败，可以采用跟骨牵引3 ~ 4周后手法复位，然后改用石膏靴严格固定10 ~ 12周。

因距骨体粉碎或劈裂性骨折时，上下关节软骨面多有损伤，愈合后发生创伤性关节炎的比例较高，恢复常不十分满意。距骨后突骨折如移位，骨折片不大者可切除。骨折片较大影响关节面较多时，可用克氏针固定，石膏靴固定8周。

（3）闭合复位失败。多需手术切开整复和用螺钉内固定，但因手术不可避免会破坏部分距骨血液循环，骨折片的坏死率增高。所以粉碎度较大者，宜施行距骨摘除，并施行胫跟关节面的直接融合术。

（三）跟骨骨折

这类损伤常见于成年人，常因高处坠下或挤压致伤。

此类损伤经常伴有脊椎骨折、骨盆骨折，及头、胸、腹损伤，初诊时切勿贻误。跟骨为松质骨，血液供应比较丰富，骨不连者少见。但如骨折线进入关节面或复位不良，后遗创伤性关节炎及跟骨负重时疼痛者很常见。

1. 类型及移位机制

因跟骨骨折部位不同而可能出现移位或无移位，移位主要是受到跟腱或韧带牵拉以及外力的影响。跟骨骨折根据骨折是否进入关节面可分为以下两类。

（1）骨折不影响关节面。主要有5型：①跟骨结节纵行骨折。②跟骨结节横形骨折。③载距突骨折。④跟骨前端骨折。⑤靠近跟距关节的骨折。

（2）骨折影响关节面。分为2型：①部分跟距关节面塌陷骨折。多因高处跌下，骨折线进入跟距关节，而重力压缩使跟骨外侧关节面发生塌陷。②全部跟距关节面塌陷。跟骨体完全粉碎，关节面中部塌陷，向两侧崩裂。此型最常见。

2. 临床表现与诊断

跟骨骨折患者多有典型的外伤史，如高处跌下或跳下、汽车或重物挤压等。伤后局部疼痛、肿胀、压痛明显，有时皮下瘀血，出现跟部畸形、不能负重和关节活动受限等。

应注意经常与跟骨骨折同时出现的并发伤，如颅骨骨折、骨盆骨折、脊柱骨折以及内脏损伤等，不可忽略此种情况。X线检查对确定骨折类型及选择治疗方式很有帮助，经常要拍侧位与纵轴位象。

3. 治疗

（1）骨折不影响关节面。前述①②型以手法复位为主，足跖屈使断面对位，石膏靴固定于轻度跖屈位 4 ~ 6 周。③④型也可先试行手法复位，石膏靴固定，并拍片检查骨折对位情况；如手法复位失败，可行切开复位以螺钉固定，石膏靴外固定 4 ~ 6 周。对于⑤型，可先用克氏针穿过跟骨结节，成人持续 3 ~ 5kg 牵引约 4 周，矫正跟骨结节关节角及跟骨缩短，再用石膏靴固定 4 周。

（2）骨折影响关节面。其中部分关节面塌陷骨折者，可在无菌操作下试用撬骨将塌陷的骨块撬起复位，然后连撬骨的钢针一起固定在管形石膏中，3 ~ 4 周后拆石膏、拔钢针，逐渐进行功能训练，避免过早负重。如闭合撬骨法复位失败，可施行切开复位，将塌下的关节面撬起至正常位置，下填松质骨，并以石膏靴固定 6 ~ 8 周。

对全部关节面塌陷骨折者，在麻醉后于下肢螺旋牵引架上复位，用克氏针穿过跟骨后上角，向跟骨后上方牵引 10 ~ 20min，再用 Bohler 氏跟骨压迫复位器挤压跟骨两侧复位。挤压时间应有力而短暂，以免压迫皮肤导致坏死。复位后可再摄片复查跟骨复位情况，满意后用石膏靴将牵引针一起固定，以防跟骨复位后再缩回移位。通常石膏靴固定 4 ~ 6 周拆除。

（四）跖骨骨折

为常见骨折，多由碾压、足内翻扭伤及重物打击足背引起。

1. 第 5 跖骨基部撕脱性骨折

腓骨短肌附着于第 5 跖骨基部结节处，足严重内翻扭伤可造成裂纹骨折或完全的撕脱性骨折。儿童进行 X 线摄影检查时，应注意与其正常骨骺相区别。

一般此类骨折无移位，可用胶布固定，绷带包扎，必要时用石膏靴（带橡皮跟，可行走）固定约 6 周。其他跖骨基部骨折无移位时也可用同法治疗。

2. 第 2、3、4 跖骨颈骨折

如有移位，应用手法复位，短腿石膏固定，否则畸形连接后影响走路。如复位不成功，可手术复位，用钢针固定。

3. 应力性骨折

应力性骨折又称疲劳性骨折、行军骨折。较少见，发生于长途走路，多在第 2、3 跖骨颈或骨干，也可发生在胫骨。骨折多在不自觉中发生，无外伤史，症状不重，仅早期患足稍痛，局部轻度肿胀，感觉足部疲劳不适，有时出现较多骨痂时才被发现。一般无移位。

患者应适当休息，早期用足弓支持，胶布固定包扎或石膏固定约 3 周，可防止过多骨痂形成。以后可用足弓垫（横弓垫及纵弓垫）分散重力，至症状消失。愈合后无后遗症。

（五）趾骨骨折

临床上较为常见，多由重物打伤或误踢硬物引起，前者多为粉碎性骨折，后者多为横行骨折或斜行骨折。患者常有皮肤及趾甲损伤。有伤口时应清洁伤口，以防止感染。如无移位，局部包扎固定；如有移位应手法复位，固定患趾于趾屈位。

第三章　慢性脊柱疾病

第一节　颈椎病

本病指颈椎椎间盘以及继发性椎间关节的退行性病变，由此而影响相邻的组织，导致各种相应的临床表现。病变的多发位置在 $C_{4\sim5}$、$C_{5\sim6}$ 与 $C_{6\sim7}$ 等。本病常由于外部损伤而引发，与颈椎管狭窄、颈椎间盘突出症关系密切，也与脊髓血供状况有关。

一、颈椎间盘突出

颈椎病是颈椎位置退行性病理改变导致的临床综合征，主要病因是颈椎间盘突出，患者有以颈肩痛为主的临床表现，还可有头、眼、耳、心脏、食管和四肢等部位的症状。

（一）分型与临床表现

1. 神经根型

由于颈神经根受压迫引起相应的症状与体征。

（1）皮肤感觉变化。发生在神经根所支配相应区域的皮肤，早期对疼痛敏感，晚期疼痛减退、消失，患者腱反射减弱与感觉减退。

（2）支配区域肌肉表现。急性发作期或发病初期多出现肌张力增高表现；慢性期多出现相应支配区域肌肉松弛发软、肌力减弱及肌张力降低，肌肉发生萎缩。

（3）颈、肩等部位出现酸痛，颈肩部及上肢放射痛，有感觉障碍。酸痛感经由神经根往下放射致手指与前臂，导致手指麻痛或手臂痛，并在一定部位出现感觉、运动障碍。如手指可能出现做精细动作困难、过敏、活动不灵、麻木等。患者颈肩酸痛可反复发作，并呈逐渐加重趋势，发展到放射性疼痛。

（4）患者体征还有颈项活动受限，颈项部位见肌肉紧张。颈及斜方肌、冈上肌等处可触及压痛点，此为颈肩部压痛阳性。神经根压顶或压颈试验、牵张或牵拉试验等阳性。进行压颈试验时，将患者头颅侧偏或后伸，下压头顶时如出现放射性疼痛或颈肩痛为阳性。牵拉试验具体方法如下：检查者以手扶被检查者头颈部，另一只手握住其手臂使之外展；这时两手往相反的方向进行牵拉，扯动臂丛神经。如被检查者感受到疼痛加剧或有放射性疼痛，即为牵拉试验阳性。

2. 脊髓型

此型为椎间盘突出、椎体后缘骨赘、黄韧带肥厚、后纵韧带骨化等病变组织，由压迫脊髓所致，症状和体征均与此有关。患者有多种临床表现，多有手握乏力或手足乏力、步态不稳以及下肢紧绷。有时感觉胸部及腰背存在束带感，病情严重的病例可发生行走困难与大小便失禁等。这些临床现象是由脊神经及血管受压所致，也是运动、感觉以及自主神经等方面功能受损的表现。

（1）运动障碍。早中期存在下肢乏力、步态笨拙，患者容易跌跤。晚期则可能发生多种痉挛性瘫痪。

（2）肢体麻木。患者出现束带感及感觉障碍，由下向上扩展。

（3）反射障碍。上肢腱反射亢进，但也可降低；下肢腱出现反射亢进。若上、下肢腱反射均为亢进时，就会产生病理征象，如髌阵挛阳性和踝阵挛阳性，霍夫曼征阳性，肌张力升高。严重者可出现巴宾斯基征阳性。

（4）括约肌和自主神经功能出现障碍。患者肢体酸胀、肿大、怕凉，出现麻木或瘫痪，大小便排泄困难或失禁等。

（5）共济失调。患者存在步态蹒跚与站立不稳，位置觉和震颤觉异常。

3. 交感神经型

本型临床表现集中在交感神经兴奋或抑制。这是因颈椎的病理变化作用于颈神经根、颈段硬脊膜、小关节、椎动脉、后纵韧带等，反射性地对颈部交感神经产生刺激，导致多种症状和体征。

（1）心脏症状。可有心前区疼痛、心跳加速或过速、心动缓慢或迟缓等，表现不一。

（2）头部症状。包括头痛、头晕、枕颈部痛及偏头痛等。

（3）眼部症状。如瞳孔扩大，视物模糊，眼睑乏力而致眼睑下垂等。

（4）可发生手足少汗或多汗，肢体发麻、发冷等周围症状。还可出现耳聋、耳鸣、舌下神经功能障碍等，患者可出现血压增高等。

4. 椎动脉型

可因椎间隙狭窄或颈椎不稳、钩椎关节增生，颈椎横突孔内的椎动脉受到压迫刺激，使动脉血流暂时中断，或因痉挛而梗死或阻塞，影响脑部血供。患者多有眼花、耳鸣、记忆力减退及头痛头晕等。有时会发生猝倒。

（1）一过性症状。①脊髓缺血。如肢体突感麻木、乏力，以致患者摔倒。头颅旋转导致眩晕发作为本型特点。②脑缺血。如视物不清、眩晕、恶心呕吐、耳鸣等。

（2）持续症状。头晕、头痛，有时出现吞咽困难、声音嘶哑等表现。

5. 混合型

对于合并存在以上两型或两型以上的临床症状和体征者，可做出混合型颈椎病的诊断。

(二) 诊断

1. 诊断要点

(1)体检可有冈上肌压痛、手握乏力、心动过速、血压增高等表现。

(2)有手指痛、手臂痛、手足乏力以及眩晕、头晕眼花等症状。

(3)颈椎 X 线检查可见骨质增生等退行性病变。

2. 鉴别诊断

(1)脊髓型。应与以下疾病相互鉴别：①后纵韧带骨化症。②颈椎脱位、骨折及肿瘤和结核所致脊髓压迫症。

(2)神经根型。应与以下疾病相互鉴别：①肩周炎和腕管综合征。②肌萎缩侧索硬化。③胸廓出口综合征。④颈神经根肿瘤。

(3)椎动脉与交感神经型。此两型的临床表现有一些相似，需注意跟下述疾病鉴别：①各类眩晕，如脑源性、外伤性、眼源性、耳源性、神经官能性等眩晕。②冠状动脉疾病，尤其冠脉供血不充分。③锁骨下动脉盗血综合征。

(三) 治疗

1. 康复治疗

(1)按摩。有助于改善局部区域的血液循环和血液供应，还可缓解疼痛症状，使痉挛的肌肉获得松弛。

(2)制动。多采用颈托固定与石膏围领等方式，可应用颈椎制动以缓解肌肉痉挛。本治疗有助于减少椎动脉、神经根、脊髓等跟突出物之间出现的摩擦，减轻水肿，缓解和消除肌肉痉挛等症状。

（3）牵引。可选用枕颌带、额枕吊带等牵引方法，适用于神经根型颈椎病，具体方式包括坐位牵引与卧床牵引。通过牵引治疗，可缓解神经根受到的压迫与刺激，减轻椎间盘内压，缓解颈肌痉挛，还具有制动作用。

（4）理疗。方法多样，可使神经和肌肉的水肿、炎症更快地消失，并能缓解肌肉痉挛症状，改善机体血液循环与患部神经的血液供应。

2. 药物治疗

（1）局部封闭。主要用于缓解患者的疼痛症状。

（2）可使用中药和西药进行治疗。如采用布洛芬（芬必得）等解痉镇痛类药物，维生素 B_1 等神经营养性药物，以及地巴唑等血管扩张药。中药可根据辨证选用补肾活血汤、补阳还五汤、桂枝加葛根汤、天麻钩藤饮、独活寄生汤等方剂加减治疗，中成药可用根痛平颗粒、颈复康颗粒等。

3. 手术治疗

有些病例适合于应用手术治疗。手术治疗主要包括后路椎板成形术及前路减压植骨融合术两种术式，目的是恢复椎管腔容积，解除患部压迫。

（1）手术指征。①保守治疗无效的椎动脉型颈椎病。②保守治疗无效的脊髓型与神经根型反复发作的颈椎病。③脊髓型颈椎间盘突出症。

（2）手术入路。根据进入路径，可将颈椎病手术分为前路与后路两类：①前路。由颈椎的前方进入，手术切除椎体后方骨赘和椎间盘突出部，以消除对神经根及脊髓的压迫。还可于上下椎体之间进行植骨而融合此段颈椎。②后路。目的主要是扩大椎管腔，方法有各类椎管成形扩大术以及椎板切除等，从而去除压迫神经的病变组织。本手术以颈椎后方为进入路径，适合多节段颈椎管狭窄病例。临床上椎管成形扩大术一般采用“单开门”或“双开门”方式。

（四）注意事项

（1）避免颈部损伤或外伤以及颈部长期慢性劳损，对不良颈部姿势予以矫正。

（2）注意颈部和肩部的保暖，枕头不应过低或过高。

（3）应用适当的物理治疗方法，促进全身及局部血液循环，改善压迫、疼痛等症状。

二、颈椎管狭窄

这是因一个或多个平面管腔狭窄，而引起脊髓与神经根的压迫综合征，以及脊髓因血管受压而导致血液循环障碍、供血不足。其致病因素有两大类：一是各种退变因素导致纤维性或骨性退变，二是发育因素导致组成颈椎管的相应解剖结构异常。颈椎管的狭窄可分为先天性和后天性两类。本病多见于中老年人，好发部位为下颈椎，以 $C_{4\sim6}$ 节段最多见，病程缓慢。

（一）病因

1. 发育

因出生前或出生后椎弓发育障碍造成颈椎管狭窄，以仅限于椎弓发育障碍的发育性颈椎管狭窄最常见，亦称特发性颈椎管狭窄。在早期或无外来致伤因素时，可不出现症状。但随脊椎退行性改变（如髓核突出或脱出、节段不稳、骨刺等）等继发性因素，或头颈部某次外伤后引起椎间关节发生较大相对移位，椎间盘突出或破裂，黄韧带向椎管内褶皱或椎管矢径变化等，均可使颈椎管进一步狭窄，出现脊髓受压的多种临床表现。

发育性颈椎管狭窄储备间隙本来极少，上述因素使储备间隙进一步消失或减少，脊髓在椎管内更加贴近椎管前后壁，即使正常颈椎伸屈活动，也可能因挤压、刺激导致脊髓病损。临床资料表明，脊髓型颈椎病中存在发育性颈椎管狭窄者占60% ~ 70%。

2. 退变

这一类型最为多见。进入中年期后，人体颈椎逐渐出现退变，其出现时间和程度存在个体差异，也与职业性质、生活习惯、工作强度、创伤病史密切相关。颈椎的活动多，位置在头颅和胸椎之间，而胸椎活动较少，这使中年以后颈椎容易出现劳损。以颈椎间盘退行性变最多见，其他还有关节囊、骨骼和韧带的增生及退变。

椎间盘开始退变病程后，可出现多种病理变化，如骨质增生、椎体后缘椎板肥厚、小关节增生肥大、椎体不稳、黄韧带增厚等，因而脊髓受其前方的混合性突出物压迫，后方则于颈后伸时受增生黄韧带褶皱的压迫。不仅颈部脊髓受到前后两方的压迫与刺激，椎管内的有效容积也因各种病理改变而减少，导致其间的缓冲间隙大为减小甚至消失，使对应水平的颈脊髓常常受压。此时如遭遇外伤，则会破坏椎管内纤维或骨性结构，迅速出现颈脊髓受压表现，退行性改变的椎间盘更容易受损而破裂。

3. 医源因素

多由手术引起，主要包括以下方面。

(1)手术创伤及出血瘢痕组织形成，与硬膜囊粘连并造成脊髓压迫。

(2)颈椎前路减压植骨术后，骨块突入椎管内。

(3)椎板切除范围过大或过多，未行骨性融合易导致颈椎不稳，引起纤维结构继发性、创伤性及增生性改变。

(4)椎管成形术失败，如铰链侧断裂等。

4. 其他

某些创伤及病变可致继发性颈椎管狭窄，如后纵韧带骨化症、颈椎间盘突出症，以及颈椎创伤、结核及肿瘤等。但这类疾病是独立性疾病，颈椎管狭窄只是其部分病理表现，所以不宜直接诊断为颈椎管狭窄症。

（二）临床表现

1. 症状

（1）感觉障碍。由于感觉神经与脊髓丘脑等纤维束受到压迫刺激，患者一般都有四肢麻木或过敏及四肢疼痛等症状，且常是本病的首发症状。感觉障碍大多先由上肢开始，常在手臂出现，或先在一侧肢体发病，也可同时在四肢出现症状。其后，躯干也发生感觉障碍，即产生束带感，一般出现在第2肋或第4肋以下位置，表现为胸部、腹部、骨盆区域有紧绷感，严重时可导致呼吸困难。

（2）运动障碍。一般发生在产生感觉障碍以后，以四肢僵硬不灵活、乏力等锥体束征为主要表现。最初的症状常为下肢沉重、乏力，脚行走落地时有踩棉花感；以后症状加重，可有行走与站立不稳，容易跪地，患者须拄双拐或是以手扶墙行走。症状进一步加重，则会导致患者四肢瘫痪。

（3）大小便障碍。多在较晚时发生。早期常见尿急、尿频，大小便乏力以及便秘等；晚期则可发生尿潴留及大小便失禁。

2. 体征

颈椎的活动轻微受限，颈旁肌肉和颈棘突可存在轻度压痛。患者感觉障碍发生不规律，多在四肢和躯干部位；两侧躯干的感觉受损，可不位于同一平面；有时可表现为某一节段感觉减退，但腰以下无异常。腹壁反射、肛门反射与提睾反射等浅反射常消失或减弱；而振动觉、平衡觉、位置觉等深感觉尚存在，霍夫曼征可见单侧或者双侧阳性，腱反射常显著亢进、活跃。以上为压迫 C_6 以上的脊髓所表现出的主要体征。

下肢肌肉痉挛侧可出现巴宾斯基征阳性，髌阵挛、踝阵挛阳性。患者四肢肌肉萎缩、肌力减退及肌张力增高。肌肉萎缩出现较早且范围较广泛，尤其是发育性颈椎管狭窄，病变基础为多节段，因而颈脊髓一旦受累，常为多节段。但平面一般不超过椎管狭窄最高节段神经支配区。

3. 影像学检查

（1）X 线片。目前公认诊断颈椎管狭窄的方法主要有两种：① Murone 法。利用颈椎标准侧位 X 线片测量椎体后缘中点与椎板、棘突结合部之间最小距离即椎管矢状径，小于 12mm 为发育性颈椎管狭窄，小于 10mm 为绝对狭窄。此径又称发育径，因 $C_{2\sim7}$ 所有径线中，此径最小，更能表明椎管的发育状况。②比值法。即利用椎管矢状中径和相应的椎体矢状中径之比值，3 节以上比值均小于 0.75 者为发育性颈椎管狭窄。退行性颈椎管狭窄者的颈椎侧位片显示颈椎变直或向后成角；多发性椎间隙狭窄，颈椎不稳、关节突增生等。发育性颈椎椎管狭窄主要表现为颈椎管矢状径减少。因此，在标准侧位片行椎管矢状径测量是确立诊断的准确而简便的方法。用比率法表示更为准确，因椎管与椎体正中矢状面在同一解剖平面，可排除放大率的影响。正常椎管与椎体之比为 1 ∶ 1，当比值小于 0.82 ∶ 1 时提示椎管狭窄，当比值小于 0.75 ∶ 1 时可确诊，此时可出现下关节突背侧皮质缘接近棘突基底线的情况。退行性颈椎管狭窄多表现为颈椎生理曲度减小或消失，甚至出现曲度反张。椎间盘退变所致椎间隙变窄，椎体后缘骨质局限或广泛性增生，椎弓根变厚及内聚等。若合并后纵韧带骨化则表现为椎体后缘骨化影。呈分层或密度不均匀者，与椎体间常有一透亮线，这是由韧带深层未骨化所致。如合并黄韧带骨化，在侧位片上表现为椎间孔区骨赘自上关节面伸向前下方，或自下关节面伸向前上方。脊椎关节病表现为椎体边缘硬化及骨赘形成，而后侧方的骨赘可伸入椎间孔压迫神经根。小关节退行性变表现为关节突增生肥大，关节面硬化、边缘骨赘、关节间隙狭窄及关节半脱位等。

（2）CT 扫描。如为发育性颈椎管狭窄，可见椎管形状为扁三角形，其各处的径线均较正常值小。CT 检查颈脊髓和硬膜囊形状为新月形，颈脊髓矢状径在 4mm 以内（正常人为 6 ~ 8mm)；见蛛网膜下腔窄狭，正中椎管矢状径在 10mm 以内。颈椎管狭窄由退行所致者，见椎间盘有不同程度的突出与膨出；黄韧带钙化与内褶，增生达到 4 ~ 5mm(正常人为 2.5mm)；椎体后缘见致密性骨赘，形状不规则。颈脊髓出现萎缩，可见颈脊髓缩窄，蛛网膜下腔的宽度略增宽或大小正常；颈脊髓由于受压而出现变形和移位，其内可发生囊性变。CT 检查还可由测算脊髓及椎管截面积，对椎管是否存在狭窄做出诊断。椎管狭窄者平均椎管截面积约 128mm^2，最大者仅为 185mm^2，远小于正常颈椎管的截面积。椎管及脊髓的截面积正常比值不小于 2.24 ∶ 1，椎管狭窄者此比值可在 1.15 ∶ 1 以下。

CT 检查下颈椎管的狭窄程度与形状清楚可见，骨性椎管也明显可见，但不能较好地显示软性椎管。CT 脊髓造影（CTM）可清楚显示骨性椎管、硬膜囊和病变的相互关系，及对颈椎管横断面各种不同组织和结构的面积及其之间的比值进行测算。发育性颈椎管狭窄突出表现为椎弓短小、椎板下陷致矢状径缩短，椎管各径线均小于正常。椎管呈扁三角形，硬膜囊及脊髓呈新月形，脊髓矢状径小于正常，颈椎管正中矢状径小于 10mm，为绝对狭窄。退变性颈椎管狭窄，CT 显示椎体后缘有不规则致密骨赘，并突入椎管，黄韧带肥厚、内褶或钙化。脊髓萎缩则表现为脊髓缩小而蛛网膜下腔相对增宽。脊髓囊性病变于 CTM 检查时可显影，囊腔多位于椎间盘水平。后纵韧带骨化表现为椎体后缘骨块，其密度同致密骨，形态各异。

椎体后缘及骨块间可看到不完全或完全的缝隙。骨化的黄韧带一般两侧对称，骨化显著时形状如对称山丘状，厚度大于 5mm，可导致脊髓受压；骨化韧带的密度多较致密骨略低，椎板、骨块之间可存在透亮缝隙。关节囊位置的黄韧带骨化可朝外伸展，导致椎间孔狭窄。

（3）MRI 检查。表现为椎管矢状径变窄，颈脊髓呈蜂腰状或串珠样改变。T2

加权像上可见显示伴随椎管狭窄的软组织水肿或颈脊髓软化的髓内信号强度增强，通过 T1 加权横切面图像定出颈脊髓正中矢状径距和左右最宽横径，求积仪测算出的颈脊髓横截面积等均小于正常值。

MRI 可准确显示颈椎管狭窄部位及程度，并能纵向直接显示硬膜囊及脊髓受压情况，尤其当椎管严重狭窄致蛛网膜下腔完全梗阻时，能清楚显示梗阻病变头、尾侧的位置。但 MRI 对椎管正常及病理骨性结构显示不如 CT，因骨皮质、纤维环、韧带和硬膜均为低信号或无信号，骨赘、韧带钙化或骨化等也为低信号或无信号。因此在显示椎管退行性病变及脊髓与神经根的关系上不如常规 X 线片及 CT 扫描。主要表现为 T1 加权像显示脊髓压迫移位，还直接显示脊髓有无变性萎缩及囊性变。T2 加权像也能较好地显示硬膜囊受压状况。

（4）脊髓造影。发育性颈椎管狭窄表现为蛛网膜下腔普遍狭窄，背侧、腹侧多水平压迹于正位片上，碘柱呈“洗衣板样”。退变性颈椎管狭窄表现为蛛网膜下腔部分或完全梗阻。不完全梗阻者呈串珠状改变，颈后伸时梗阻更明显，前屈时可有不同程度的缓解。完全梗阻较少见，正位片上碘柱呈“毛刷状”，侧位片上呈“鸟嘴状”改变。

通过诊断椎管内占位性病变和椎管形态变化及其与脊髓的相互关系，能早期发现椎管内病变，确定病变部位、范围及大小，发现多发病变。对某些疾病尚能做出定性诊断。

（三）诊断

1. 诊断要点

（1）疾病史。常见于中老年，病程缓慢，渐有步态不稳，以及四肢乏力、麻木等脊髓受压迫表现。多由下肢起始，躯干位置有束带感，双足存在如踩棉花的感觉。

（2）体征。患者四肢与躯干的感觉消失或减退，走动缓慢，步态为痉挛样。肌张力增强、肌力减弱，霍夫曼征阳性，四肢出现腱反射亢进；病重患者存在巴宾斯基征阳性及踝阵挛、髌阵挛。

（3）影像学检查。对于颈椎管狭窄症，本类检查在疾病确诊中具有非常重要的意义。X线片是应用最多、最基础的检查。通过检查应获取颈椎侧位片的全面资料。需要测定的主要有：①发育性椎管矢状径。②椎体矢状径。③功能性矢状径Ⅰ。椎体后下缘到下位脊椎棘突根部前上缘的距离。④功能性矢状径Ⅱ。下一椎体后上缘至自体棘突根部前上缘的距离。⑤动态测量颈椎过屈、过伸部位的功能矢状径Ⅰ和Ⅱ。功能矢状径数值可说明颈椎管退变状况。⑥椎管与椎体矢状径的比值。

解剖学和影像学上的颈椎管狭窄并非一定属于临床上的颈椎管狭窄症。只有当其狭窄的管腔与其内容物不相适应，并表现出相应的临床症状时，方可诊断为颈椎管狭窄症。研究表明，发育性颈椎管狭窄症患者之所以出现临床症状，通常是由于合并有颈椎间盘退变。颈椎管狭窄症可合并各种颈椎伤病，所以无论是发育性还是退变性的颈椎管狭窄，都可能是与一种和几种颈椎伤病共存的病理变化。当具有这种病理解剖基础的患者出现临床症状时，常由某一其他病因所诱发。如病因是颈椎间盘退变和继发性椎间关节退变而压迫颈脊髓或神经根出现临床症状，则为颈椎病，即颈椎病是同退变性及发育性颈椎管狭窄共存的，退变性或发育性颈椎管狭窄都可能同慢性颈椎间盘突出症共存。应明确：①只有当狭窄颈椎管腔与其内容物不相适应，并表现出相应临床症状时，方可诊断为颈椎管狭窄症。②纤维性或骨性增生引起一个或多个平面管腔狭窄可确诊颈椎管狭窄。③椎间孔狭窄也属于椎管狭窄范畴，临床表现以根性症状为主。④颈椎病与颈椎管狭窄并存时,诊断上应同时列出。对颈椎管狭窄症的诊断主要依据临床症状、查体和影像学检查,通常不难。

2. 鉴别诊断

(1)脊髓型颈椎病。多发于 40 ~ 60 岁,可因颈椎间盘突出或骨赘引起脊髓压迫症状。下肢先出现发麻、沉重,随之行走困难,有时出现痉挛性瘫痪。颈部僵硬,颈后伸,易致四肢麻木。腱反射亢进,霍夫曼征、巴宾斯基征阳性。常有感觉障碍,多不规则。浅反射多减弱或消失,深感觉存在。重者大小便失禁。

X 线正位片和侧位片可见颈椎向后成角或变直,出现多椎间隙狭窄以及骨质增生,更常见的是椎体后缘骨刺。颈椎侧位过伸、过屈可显示颈椎不稳情况。应用 CT 和 MRI,可查看颈脊髓病损、受压以及椎管狭窄的情况。

(2)颈椎后纵韧带骨化。病程缓慢,颈部僵硬,活动受限,临床表现同颈椎病有许多相似,仅凭症状和体征难以确诊,须借助影像学检查。借助 X 线片,80% 患者可确诊,表现为颈椎管前壁呈条状或云片状骨化阴影,必要时加摄断层片多可确诊。CT 扫描也可确诊,并可观察和测量骨化物形态分布及与颈脊髓的关系。对于本病的诊断,MRI 在影像学上不如 CT 扫描。

(3)脊髓空洞症。好发于青年人,病程缓慢。痛、温觉与触觉分离,尤以温度觉减退或消失突出,脊髓造影通畅。通过 MRI 检查可确诊,见颈脊髓呈囊性改变、中央管扩大。

(4)肌萎缩侧索硬化。为运动神经元病,症状先出现于上肢后下肢,出现进行性及强直性瘫痪,无感觉障碍及膀胱症状。椎管矢状径多正常,脊髓造影通畅。

(5)脊髓肿瘤。脊髓进行性受压,症状有增无减,从单肢到四肢,以致小便潴留、卧床不起。运动及感觉障碍同时出现。X 线片可见椎间孔扩大,椎弓根变薄、距离增宽，椎体或椎弓破坏。如瘤体位于髓外硬膜下，脊髓造影可见杯口样改变。脑脊液蛋白含量明显增高。CT 或 MRI 检查对鉴别诊断有帮助。

(四)治疗

对轻型病例可采用制动、理疗及对症处理，多数患者经非手术疗法，症状获得缓解。对脊髓损害发展较快、症状较重者，应尽快手术治疗。选择手术入路，应充分运用 CT、MRI 等现代影像技术。术前应明确椎管狭窄、颈脊髓受压部位，哪里压迫在哪里减压，有针对性地进行致压节段的减压。

对椎管前后方均有致压物者，一般应先行前路手术，可有效去除脊髓前方主要或直接致压物，并植骨融合稳定颈椎，以达到治疗效果。如症状改善不明显或无效，3 ~ 6 个月后再行后路减压手术。前路及后路手术各有其适应证，应合理选择，二者不能互相取代。

1. 前路手术

(1)摘除椎间盘突出物，把突向椎管的纤维环及髓核彻底刮除。

(2)摘除硬性突出物以减压，把突向根管或椎管的椎间盘连同骨赘一起切除。或将椎体开一骨槽，并同时植骨。

2. 后路手术

为椎板切除脊髓减压术。

(1)局限性椎板切除椎管探查减压术。切除的椎板一般不超过 3 个，术中切断束缚脊髓的齿状韧带。脊髓受挤压较为明显时，可不缝合硬脊膜，使其形成光滑而松懈的脊髓包膜。

(2)广泛性椎板切除减压术。适用于发育性及继发性颈椎管狭窄症，椎体后缘骨赘超过 3mm，颈椎管矢状径在 10mm 以内或 10 ~ 12mm；或者脊髓造影表明，颈脊髓后部存在范围较大的明显压迹。多切除 5 个椎板 ($C_{3\sim7}$)，如有必要，可将切除范围扩大。当关节突发生显著增生而压迫神经根时，可切除部分关节突。

本术可直接解除椎管后壁压迫，减压后颈脊髓后移可间接缓解颈脊髓前方压迫。但因术后瘢痕广泛形成和收缩，导致术后早期功能恢复满意，而远期常发生症状加重。还可由于颈椎后部结构切除广泛而发生颈椎不稳，甚至出现后凸畸形或前凸畸形。

3. 后路椎管扩大成形术

1980 年岩崎洋明提出一种改良的椎板减压术，称之为双开门椎管扩大成形术。在此基础上他又提出椎板双开门及侧后方植骨术。研究证明，进行开门术后椎管矢状径呈椭圆形而增大，瘢痕组织较少与硬膜粘连，故不致压迫脊髓。因保留了椎板，可进行植骨融合术而使椎管稳定性增加。

（1）单开门法。本法一般采用颈部后正中切口，开门方向依患者具体症状而定。将椎板往一侧翻开，而在下位棘突尖位置将其悬吊。操作时：①将 $C_{3\sim7}$ 椎板暴露，剪掉两个下棘突，于两个棘突的根部各钻一孔。②于手术铰链侧小关节内缘的椎板处用磨钻，也可用尖鸭嘴钳，做一个纵向骨槽，底部应保留厚 2mm 左右的骨质。③在对侧椎板对应部位咬开全层椎板，朝铰链侧开门 10mm 左右。④取丝线将每一棘突悬吊、缝合并固定在铰链侧关节囊与肌肉，将骨窗用脂肪片盖好。

（2）双开门法。切除所要减压的颈棘突，在正中部切断椎板，于两侧关节内缘，用磨钻或尖鸭嘴钳去除外层皮质做成骨沟，保留底部骨质厚约 2mm，两侧均保留椎板内板，做成双侧活页状。棘突中间劈开并向两侧掀开，扩大椎管。将咬除的棘突或取髂骨，用钢丝固定在两侧掀开的中间部。

4. 棘突悬吊法

显露方法同前，先咬除部分棘突，使棘突缩短。在小关节内缘做双侧全层椎板切开，把最下端棘上和棘间韧带去除，同时去除黄韧带。靠近最下端邻近棘突上做一骨槽，在最下端的棘突上用钢丝或丝线同邻近棘突上骨槽缝合在一起，形成骨性融合。

5. 一侧椎板切除减压术

目的在于既能解除颈脊髓压迫、扩大椎管，又能保留颈椎后路大部分稳定结构。注意椎板切除范围从棘突基底部至外侧关节突基底部，保留关节突。纵向切除长度为 $C_{2\sim7}$。此手术能保证术后颈椎动力及静力学稳定，持久、有效地保持扩大的椎管容积。

应使用 CT 检查证实，术后硬膜囊从椎体后缘向后移动，脱离椎管前方致压物。术后形成的瘢痕仅为新椎管周径的 1/4。

第二节　腰椎病

一、腰椎间盘突出

常见的腰腿痛症状多由本病引起，近年来发病率有增高趋势。本病高发年龄段在 20 ~ 40 岁，以中青年男性更常见；工作性质常需弯腰和负重的从业人员易罹患本病。腰部损伤、腰椎间盘退变为本病常见的致病因素，这与临床经验和流行病学数据相符。

（一）病理分型

本病主要的病变是椎间盘纤维环发生破裂，以及下腰椎的髓核组织突出。这类病变可导致对患病水平两侧或单侧坐骨神经根的压迫与经常性刺激，而引起各种相应的临床表现。损伤最多见于$L_{4\sim5}$，次为$L_5\sim S_1$和$L_{3\sim4}$。本病主要分为膨出型、突出型、脱垂游离型、髓核突出型或许莫氏结节。

（二）临床表现

如上所述，患者常有弯腰搬运重物而致外伤的病史，或有外伤史。本病以体力劳动者常见，也较多见于职业司机及经常弯腰工作者。

1.症状与体征

（1）症状。①腰背痛。腰背痛为本病绝大多数病例均有的症状，主要发生在腰骶部或下腰背。开始时主要表现为腰痛，症状反复发作，多伴下肢与臀部感应痛；腰痛为典型症状，同时存在双侧或是一侧下肢和臀部放射性疼痛、麻木。主要是因腰椎间盘出现突出时，对外层纤维环及后纵韧带中的窦椎神经纤维造成刺激。②坐骨神经痛。椎间盘突出症出现于$L_{3\sim5}$与$L_5\sim S_1$椎间隙位置的占95%，所以本病病例常存在坐骨神经痛，在病变间隙棘突多存在放射性压痛点。疼痛一般是逐渐发生的，表现为放射痛，从臀部、大腿后外侧、小腿外侧辐射到足背及足跟部。用力排便、咳嗽、打喷嚏等增加腹压的动作，弯腰、步行等牵拉神经根的动作，都可使疼痛加重。③麻木。神经本体感觉以及触觉纤维受到椎间盘组织压迫刺激时，将引起患者相应肢体出现麻木。④疼痛。时轻时重的间歇性疼痛为本病一般表现，经休息疼痛可减轻或缓解，又因受伤、劳损或受凉而加重。可反复发作，病程较长。疼痛放射区的皮肤感觉减退。⑤肌肉瘫痪。神经麻痹、肌肉瘫痪发生在神经根受到腰椎间盘组织重度压迫时，L_5神经根受累较为常见，可导致胫前肌、拇长伸肌伴趾长肌、腓骨长短肌的麻痹乏力。患者病程长时可有肌肉萎缩。⑥马尾综合征。此种表现出现在中央型腰椎间盘突出症，多压迫突出平面以下马尾神经，出现排尿、排便乏力、会阴部麻木等，常表现为急性尿潴留以及不能控制排便。

（2）体征。①压痛。突出部位棘突旁或突出间隙的棘上韧带处存在压痛，俯卧状态沿坐骨神经走行位置有压痛。②椎旁肌痉挛发生在一侧，腰椎可出现生理前凸消失或侧弯。脊柱有侧凸的腰椎间盘突出症患者，均有一定程度的活动受限。③嘱患者弯腰，对突出间隙的椎旁软组织进行叩诊，可引出或加重坐骨神经痛，此为椎旁叩击痛阳性。④直腿抬高试验与加强试验呈阳性。使患者呈仰卧位，膝伸直，被动地抬高患侧下肢，直到发生坐骨神经痛为止，正常时可抬高60°以上。患腰椎间盘突出症者此试验为阳性，表现为抬高患肢20°～40°时即有坐骨神经痛。加强试验方法：先如前引出坐骨神经痛，待坐骨神经痛出现后，略微降低患肢抬高角度至疼痛减轻或刚消退时，再将踝关节（距小腿关节）被动背屈，出现坐骨神经痛者为阳性。表示疼痛为坐骨神经被牵拉所致。⑤股神经牵拉试验。患者俯卧位，将患肢90°屈曲，小腿往上提，若引起大腿前面疼痛则为阳性，表明L_3或L_4神经根受到刺激。⑥运动、感觉与腰反射改变。L_4神经根受$L_{3\sim4}$椎间盘突出压迫时，可发生小腿前内侧皮肤麻木、伸膝乏力，膝反射消失或减弱；L_5神经根受$L_{4\sim5}$椎间盘突出压迫时，可发生小腿外侧或足背皮肤麻木、趾背伸乏力，腱反射没有改变；S_1神经根受L_5～S_1椎间盘突出压迫时，可发生小腿及足外侧皮肤麻木、足趾不能跖屈或跖屈乏力，踝反射消失或减弱。

2.辅助检查

（1）脊髓造影。临床上普遍采用的水溶性造影剂，对患者的不良作用较小，但仍会引起痛苦和并发症。脊髓造影对本病诊断有辅助作用，若与CT检查联合应用，效果更好。

（2）X线检查。腰椎正侧位片可见脊椎侧弯、椎间隙狭窄、腰椎生理前凸消失等，表明椎间盘存在退变，但不能确定是否一定存在椎间盘突出。X线检查同时也能排除腰椎的某些骨质病变，便于鉴别诊断，为腰椎间盘突出诊断的基本检查。

（3）CT 检查。对于腰椎间盘突出可做出定性与定位诊断，但结果存在假阳性。如与脊髓造影联合使用，可大幅度提高诊断价值。

（4）MRI 检查。可用于对脊椎管纵切面与横切面进行同时观察，判断脊髓和神经根的受压范围与程度。MRI 对于诊断和治疗均极有价值，但价格昂贵。

CT、脊髓造影与 MRI 检查联用，具有对本病给出确诊结论的价值。

（5）肌电图。本检查能记录神经肌肉的生物电活动，用以判定神经肌肉当前的功能状态，对存在神经根压迫的病例，可协助做出诊断与定位。不过，肌电图检查并不是腰椎间盘突出的常规检查项目。

（三）诊断

1. 诊断要点

根据患者病史、典型临床表现与辅助检查等，由综合分析可获得明确诊断。

（1）大多数患者有腰部劳损史、受凉史或损伤史，且有上述临床表现。

（2）腰痛和坐骨神经痛为本病主要的典型症状。

（3）直腿抬高试验与加强试验都为阳性。若股神经牵拉试验阳性可表明存在 $L_{3\sim4}$ 椎间盘突出。

（4）感觉、运动与腱反射改变。早期患者痛觉过敏，晚期则减退。L_5 神经根受累，感觉改变发生在小腿前侧和足内侧，伴背伸肌肌力减弱；膝腱反射异常说明 L_3 或 L_4 神经根受累；S_1 神经根受累，感觉变化发生在外踝部与足外侧，伴随跟腱反射消失或减弱。

（5）马尾神经压迫症状为中央型腰椎间盘突出的表现，马鞍区感觉消失或减退，存在膀胱括约肌功能障碍体征。

（6）X 线片可排除骨关节破坏或转移癌。本病早期表现是生理前凸消失或脊柱侧弯，后期则存在椎间隙变窄及椎体骨质增生。

（7）通过脊髓造影、CT 和 MRI 这 3 项检查可确诊。

2. 鉴别诊断

本病有时需与下述 3 组疾病相鉴别。

（1）主要临床表现为腰痛的疾病：①腰肌劳损与棘上韧带、棘间韧带损伤等。②腰椎峡部裂（椎弓根峡部不连）与脊椎滑脱症。③第 3 腰椎横突综合征。④腰椎结核和肿瘤。

（2）主要临床表现为坐骨神经痛的疾病：①盆腔疾病。②梨状肌综合征。

（3）主要临床表现为腰痛伴坐骨神经痛的疾病：①椎管狭窄症。②马尾神经及神经根肿瘤。

（四）治疗

1. 非手术治疗

一般主张对本病先进行保守康复治疗，有 80% ~ 90% 患者病情好转或治愈。考虑手术治疗者，多因保守治疗无效。

（1）目的。促使受刺激的椎间盘突出部位症状缓解，神经根炎性水肿尽快消退，从而解除或减轻神经根压迫，使疼痛消失或减轻。

（2）适应证。非手术治疗适合于年轻患者，以及病程短、初次发作、不存在椎管狭窄、临床表现较轻的患者，休息后可获得缓解。

（3）方法。①绝对卧硬板床休息是处理本病发作的必要措施，2 ~ 3 周以后再戴腰围起床，3 个月内不做弯腰持物动作。②腰背肌功能锻炼。③推拿和按摩。④理疗。可缓解腰部肌肉痉挛。⑤牵引。一般选用骨盆牵引。也可采用间断牵引，但效果较差；最好用持续牵引。⑥可应用营养神经的药物。如弥可保、地巴唑与维生素 B_1、维生素 B_6、维生素 B_{12} 等。⑦使用芬必得（布洛芬）等非固醇类消炎镇痛药。⑧硬膜外注射糖皮质激素。

2. 髓核化学溶解术

髓核化学溶解术又名经皮椎间盘穿刺髓核化学溶解术。即经由皮肤穿刺后注射木瓜凝乳蛋白酶或胶原酶，将发生病变的椎间盘髓核组织或突出的纤维环溶解。通过降低椎间盘内压的方式，实现对疾病的治疗。本法适用于使用常规的保守方法治疗单纯性腰椎间盘突出无效者。需要注意的是，使用本法治疗的患者不可伴有椎间盘嵌顿、腰椎管狭窄、游离型椎间盘突出等脊椎病。

3. 手术治疗

（1）目的。通过手术，去除椎间盘髓核组织突出部分。

（2）适应证。主要包括：①患者病史较长，经过严格的非手术治疗超过 3 个月无效果，或患者症状反复发作，又或患者并发神经根粘连。②腰椎间盘突出伴有腰椎滑脱或腰椎管狭窄。③中央型腰椎间盘脱出或突出，也可考虑手术治疗。④出现马尾神经综合征，或单根神经麻痹。

（3）方法。有后路手术和前路手术，临床上较常采用后路手术。方法主要有半椎板切除、全椎板切除、椎板间开窗、髓核化学溶解术或经皮椎间盘穿刺切吸术等。临床上已逐步开展椎间盘镜下髓核摘除术和低温等离子椎间盘髓核成形术等微创手术。手术目的是钳取、去除突出的纤维环与髓核组织，解除神经根压迫。可采用通过椎间盘镜进行的微创手术，或用切开法手术治疗。

4. 注意事项

（1）工作时注意保持正确的劳动姿势，并采取劳动保护措施，避免可加快腰椎间盘退变的损伤或在腰椎间盘退变基础上发生的损伤。工作中经常弯腰的劳动者，应定时活动腰背部位，并在劳动时应用宽腰带。

（2）急性发作期应绝对卧床，包括大小便，均不应坐起或下床。

（3）弯腰捡拾物品时，最好采取屈膝、屈髋的下蹲方式，以减少椎间盘后方的压力。

（4）最好不采用强力推拿、按摩，因这种治疗方式可能引起椎间盘急性突出。

（5）在进行持续牵引时，应同时将床尾抬高，进行反牵引。

（6）注意腰背肌的锻炼，尤其对于术后患者极为重要。

二、腰椎管狭窄症

因纤维性或骨性移位、增生引起腰椎管结构异常，使一个或多个平面管腔狭窄，压迫神经根或马尾神经，而导致本病。可分为继发性、医源性、特发性。

（一）病因与病理

1. 病因

软骨发育不全者可发生两侧椎弓根间距离变短，或椎弓根变短，从而导致椎管矢状径和横径狭窄。无全身性骨病者也可发生腰椎管狭窄，造成小腿感觉障碍、双侧根性神经痛与肌力减退等。症状多在直腰行走一段距离后加重，产生跛行甚至不能行走，而在下蹲及休息时缓解，这种情况被称为神经性间歇性跛行。

2. 病理

临床上普遍接受的观点认为，腰椎管狭窄由发育性或退变性因素所致，以退变多见。而导致腰椎管狭窄的病理改变是多方面的。

（1）关节突肥大增生。可从后方造成侧隐窝狭窄，压迫或嵌压神经根，导致根性神经痛。

（2）椎间隙变窄。常源于椎间盘退变，上椎体因椎间隙狭窄而下降使神经根扭曲，被挤在膨出的椎间盘或增生椎体后缘与其上椎弓之间的沟道内。

（3）椎弓根内聚或短缩。造成椎管横径与矢状径狭窄。

（4）椎体后缘骨质增生。后纵韧带骨化、肥厚，或椎间盘后突时，如位于中央，可造成中央型椎管前后径变短而引起狭窄；如位于一侧或双侧，可从前方造成侧隐窝狭窄。

（5）椎板增厚。从侧后方及后方压迫硬膜及马尾神经。

（6）硬膜外病变。如硬膜外脂肪增生及纤维化、硬膜外血管增生曲张、硬膜外束带粘连及硬膜囊缩窄、压迹等，均可形成腰椎管狭窄。

（7）黄韧带增厚。椎板间、椎板前方和椎管侧方均有黄韧带，黄韧带增生肥厚时，可从侧方、侧后方及后方造成腰椎管狭窄。

（8）椎体滑移。无论退变或真性椎体滑移，均可使上下椎相对前后移位，造成腰椎管狭窄。

（二）临床表现

1. 症状和体征

（1）症状。多见于40岁以上中老年群体，起病缓慢，常先有慢性腰痛史，有的可达10年以上。多为下腰痛伴有双侧或单侧臀部症状，小腿外侧胀痛、感觉异常，或下肢乏力，站立或行走时症状加重，平卧或下蹲时症状消失或减轻。中央型椎管狭窄与侧隐窝及神经根管狭窄的临床表现不尽相同。中央型椎管狭窄继腰痛之后可逐渐出现双下肢酸胀、麻木、疼痛及乏力。症状轻重常与体位有关，脊柱后伸而腰椎前凸增加时症状随之加重，反之，前弯时则减轻，故直立、后伸腰及平卧时症状加重，弯腰、下蹲、坐位及屈膝侧卧时症状减轻。不少患者可骑自行车10km以上无明显疼痛，徒步行走却只能行数十米至数百米。最典型表现是神经性间歇性跛行，其特点是步行数十米至数百米即出现下肢疼痛麻木、酸胀、乏力等症状，继续行走时症状加重，终致步态不稳、乏力行走。此时如坐下或蹲下休息片刻，症状即明显减轻或消失，又可继续行走，但行走不远症状又会出现，如此反复发生。

侧隐窝狭窄压迫已从硬膜囊穿出的神经根，其症状与一侧性腰椎间盘突出症类似，但其神经根性坐骨神经痛往往比椎间盘突出症更为严重。疼痛从腰臀部向下肢放射，常有麻木感。狭窄嵌压 L_4 神经根时，放射性疼痛及麻木感位于小腿内侧；嵌压 L_5 神经根时，放射性疼痛及麻木感位于小腿外侧及足内侧，疼痛往往在活动时加重，呈持续性。但体位改变对疼痛的影响不如中央型椎管狭窄明显，间歇性跛行也没有中央型椎管狭窄那样典型。神经根管狭窄的症状与侧隐窝狭窄大体相同，临床常常难以鉴别。

（2）体征。主诉多、体征少。患者主诉多为重度腰腿痛、麻木等，或是大小便功能障碍、下肢不完全瘫痪，而体征较少。持续压迫前多数无明显体征，脊柱无畸形，腰部无压痛及活动限制，直腿抬高试验阴性，肌力、反射、下肢感觉等大多正常。仅有轻度牵拉痛而直腿抬高试验未见异常，少数患者下肢肌肉萎缩，腱反射减弱或消失。但做直立后伸试验时间较久时，可出现下肢麻木、酸痛感。发生持续性压迫后，可出现受压马尾神经或神经根支配区的触觉反射减弱或消失，肌力及感觉减退。中央型椎管狭窄严重常有马鞍区感觉减退、排尿和排便功能障碍，下肢感觉与肌力减退的范围也较大。

侧隐窝及神经根管狭窄者，一般只压迫单一神经根，故体征较为局限，与中央型椎管狭窄不同的是常有明显的腰肌紧张及相应的腰旁（相当于关节突部位）有压痛点。L_4 神经根受压者感觉减退区主要位于小腿及足前内侧，可出现股四头肌肌力减退，跟腱反射正常而膝反射可能减弱。L_5 神经根受压者感觉减退区多位于小腿外侧、足跟及内侧，常出现伸肌力减退，跟腱反射可减弱。直腿抬高试验及踝关节背伸加强试验为阳性。本病体征与单侧椎间盘突出十分相似，但更加严重。

2. 辅助检查

（1）X 线片检查。X 线片可进行椎管横径（双侧椎弓根内缘之间距离）与矢状径（椎体后缘至椎板与棘突交界处的距离）的测量。一般认为，横径小于 18 mm、矢状径小于 13mm 时可考虑为椎管狭窄。因脊椎大小存在个体差异，因而每个人的椎管大小也不尽相同，所以单纯以椎管管径测量来判断是否狭窄还不够合理。另一种测量方法是脊椎指数，即腰椎孔矢状径、横径的乘积与同一椎椎体矢状径与横径乘积之比，比值大于 1 ∶ 4.5 时可考虑为椎管狭窄。管径及脊椎指数的测量和判断，仅对中央型椎管狭窄有意义，并不能说明侧隐窝狭窄的和神经根管狭窄的情况。

除椎管测量外，X 线片尚可见到下列改变：①椎间隙变窄。为椎间盘退变表现，也是诱发退行性腰椎管狭窄症的重要原因。②假性椎体滑移（或称退行性脊椎滑脱）。③椎体后缘骨质增生。④后纵韧带钙化。⑤脊柱弧度改变。包括脊柱侧弯、生理前凸加大或减小。⑥椎弓根肥大、内聚。⑦后关节肥大、密度增高。这些表现对于诊断均有一定参考价值。

（2）椎管造影。将造影剂注入蛛网膜下腔后，可直接看到硬膜囊受压引起的蛛网膜下腔压迹，甚至完全不通。常用的椎管造影剂有油性的碘苯酯、非离子型水溶性造影剂（如碘葡酰胺），还有一种是反应更小的非离子型水溶性造影剂（如碘海醇、碘帕醇）。油性的碘苯酯造影剂很少引起即时反应，但吸收极慢，可达数年之久，可能引起蛛网膜炎；油剂黏稠度较大；不能进入神经根鞘袖而使神经根显影，故对中央型椎管狭窄的诊断价值大，而对侧隐窝、神经根管狭窄的诊断不理想。碘葡酰胺在蛛网下腔吸收很快，数小时后即消失，并能较快地经肾排出，后期发生蛛网膜炎的机会很少。水溶性造影剂常有头晕、头痛、轻度发热、腰腿痛加重等即时反应，这类反应一般较轻且多在 2d 内消失。

不论用何种碘剂做椎管造影,事先必须做碘过敏试验,并严格按操作规程进行。少数患者反应大,可有剧痛甚至截瘫。中央型椎管狭窄造影时的主要表现为蛛网膜下腔部分或完全梗阻。完全性梗阻时出现造影剂完全中断,部分性梗阻表现为不同程度的单个或多个平面充盈缺损。充盈缺损位于后方时多为黄韧带肥厚和椎板增厚,位于前方者可能为椎体后缘骨增生。如缺损在椎间盘平面则多为椎间盘突出或膨出;位于侧方者可能是关节突肥大增生,也可能是侧方黄韧带肥厚、椎板增厚或较大的一侧椎间盘突出。

观察屏幕有时可见当患者弯腰时梗阻情况明显好转,后伸腰时梗阻明显加重。侧隐窝狭窄及神经根管狭窄用油性造影剂时常不能发现,用水溶性造影剂则可见到神经根显影变短、变淡、扭曲、压迹、不显影等改变,这些改变也可见于椎间盘突出。

(3)CT 扫描。CT 横断层扫描对椎管狭窄的诊断价值很大,扫描可直接看到椎管骨性狭窄部位,及椎板、椎体后缘、椎弓根、关节突等部位的肥大增生,也可看到黄韧带肥厚、椎间盘突出等情况,并能对椎管、侧隐窝的大小进行精确测量。此外,扫描还能看到神经根与硬膜囊等受牵拉移位的情况。

(三)诊断

据上述典型的临床表现即可做出诊断,但要注意与腰椎间盘突出、脊神经根炎、椎管内与脊柱肿瘤等相鉴别。椎间盘突出亦为退行性病变,15% ~ 35% 的患者合并不同程度的椎间盘膨出或突出。

(四)治疗

应早期诊断、及时治疗。针对不同病因,选择合理治疗方案,可明显提高临床疗效。

1.保守治疗

已形成腰椎管狭窄的患者,非手术治疗难以奏效。但在早期狭窄尚未形成持续性压迫时可先试用非手术治疗。在这一阶段,当体位合适和休息时,腰椎管狭窄对于神经根和马尾神经并不构成压迫,但活动状态或体位不合适则可造成压迫或刺激,从而引起神经根、马尾神经、硬膜囊及硬膜外组织水肿及增生、肥厚。其不但使椎管容积进一步减小,而且因水肿的神经根、马尾神经等对刺激与压迫更为敏感,更易产生临床症状。

非手术治疗虽不能消除椎管纤维及骨结构增生,但可消除马尾神经、神经根、硬膜及硬膜外组织炎性水肿,从而解除压迫并使症状缓解。方法有卧床休息、腹肌锻炼、骨盆牵引、腰带保护、按摩、适当应用抗炎药物及理疗等。症状急性发作时,卧床休息最重要,一般可取屈膝、屈髋位侧卧,不习惯长期侧卧者也可在膝部垫高后仰卧屈膝屈髋。每天除做必须起床的事外,应尽量卧床,直至症状基本缓解。骨盆牵引的作用是帮助放松腰肌与限制患者活动,腰部按摩也可放松肌肉。一般不宜做腰部推拿,尤其不可用重力推拿。

2.手术治疗

腰椎管的骨纤维性狭窄一般不会自行解除,所以已产生持续性压迫而症状较重者宜行手术治疗。手术目的是解除压迫马尾神经和神经根的狭窄因素。狭窄因素不同,手术方法也应有所不同。术前应对狭窄的节段、部位、性质等进行细致了解。

(1)半椎板切除入路。此法适用于单侧的侧隐窝狭窄、关节突肥大和神经根管狭窄,对脊柱稳定性的影响很小。患者呈俯卧位或侧卧位,沿棘突做直线皮肤切口,在椎板及小关节行骨膜剥离术。用半椎板牵开器牵开肌肉,切除患部椎板及黄韧带进入椎管,用神经剥离器伸入椎板下将硬膜外组织与椎板及黄韧带分离。即刻用椎板咬骨钳或鹰嘴咬骨钳将椎板及椎板下黄韧带逐步向上咬除,直至上一个椎板间隙。需要时还可切除上一节段及下一节段部分半椎板。然后在直视下切除上、下小关节突的内侧半月板，探查侧隐窝。此时侧隐窝后方已开放并解压，可直接看到从上向下行走的脊神经根。检查神经根有无粘连、充血及水肿，有粘连时予以松解。如神经根仍紧张，表明前方尚有压迫。仔细向外侧或内侧牵开神经根，检查侧隐窝前有无椎间盘突出、后纵韧带钙化、椎体后缘骨增生等改变，还应注意其侧方有无肥厚的黄韧带压迫，均应解除。

如临床症状及体征符合单侧神经根受压，而检查时既无侧隐窝狭窄压迫，又无椎间盘突出或椎体后缘骨增生压迫神经根，则应继续沿神经根向外侧探查，打开神经根管后壁，检查有无神经根管狭窄及压迫。

（2）全椎板切除入路。全椎板切除入路适用于中央型椎管狭窄，视野清楚、显露好，可处理椎管任何部位的狭窄，但对术后脊柱稳定性有一定影响，并可发生脊柱后方软组织与硬膜粘连等后果。此外，还应该明确除少数椎板增厚的狭窄外，全椎板切除并不是解压手段而是便于对椎管内其他狭窄因素进行手术的方式，不应对任何椎管狭窄都采用全椎板切除。

患者呈俯卧位接受手术，两侧髂骨下用枕垫高，髋关节适度屈曲，务必避免腹部受压，以减少术中出血。如有特制脊柱手术支架则更好。一般用硬膜外麻醉。沿棘突中线做皮肤切口，长度至少包括目标椎体上、下各一节段。沿棘突做骨膜下分离直至椎板，再沿椎板做骨膜下分离至后小关节，用自动牵开器牵开两侧骶棘肌，此时棘突、椎板及椎板间黄韧带均已显露。切除欲显露的各脊椎之间的棘上韧带与棘间韧带。用棘突剪咬除欲除去的椎板棘突，再切除两椎板间正中部分的黄韧带。此外椎管的后方略呈三角形，硬膜囊与黄韧带之间有一空隙，可伸入神经剥离器将黄韧带与其深面的硬膜及硬膜外组织分离，然后即可用咬骨钳将椎板中央部分咬除，再在直视下向两侧扩大咬除椎板及黄韧带，直至小关节突附近。

椎板切除后即可检查造成硬膜和神经根压迫的狭窄因素，最常见的有关节突肥大、侧方黄韧带肥厚（后方黄韧带已在显露过程中切除）、后纵韧带钙化、椎弓根内聚及椎体后缘骨增生等。仔细用小骨刀或骨凿切除这些造成狭窄的骨纤维结构。切除肥大的关节突时应注意至少保留上、下关节面有1/3以上能相互接触的构成关节，以减少对脊柱稳定性的破坏。有侧隐窝狭窄者除切除部分上、下小关节突外，还需注意有无椎间盘突出、椎体后缘骨增生及后纵韧带钙化，如有还需予以解除，使神经根完全松弛。检查并解除硬膜囊外可能存在的束带或纤维增生组织压迫。

对正常硬膜外脂肪组织不应摘除，以减少硬膜粘连并起到保护硬膜的作用。彻底止血，对不易钳夹的渗血，可用小棉片压敷片刻，即可止血。骨切除面的渗血可用骨蜡止血。关闭切口时肌肉及筋膜做疏松缝合，以利于渗血流出，应用软橡胶片引流。

（3）椎板间扩大开窗术入路。对诊断明确的单一侧隐窝狭窄亦可用此入路。其方法是先切除探查间隙半侧椎板间的黄韧带，再向上、下咬除部分上、下椎板缘，即可显露椎管，方法与半椎板切除入路相同。此法较半椎板切除损伤更少，但显露不如半椎板切除好，只适用于经验较丰富的术者采用。多数手术宜采用半椎板切除法，充分松解狭窄压迫，注意探查和解决常同时存在的椎间盘突出。以上手术后均应放置软橡胶片引流，以防积血。术后3~7d即可逐步下床练习站立行走，切口愈合后开始适当的腹、腰肌锻炼。

（五）预防与预后

1. 预防

（1）减少医源性损害。

（2）避免腰部外力伤害，减少劳损与退变。

（3）减少弯腰及负重活动。

2. 预后

（1）非骨性狭窄者保守治疗也可获得很好的临床效果。

（2）及时行椎板扩大减压术或可获得痊愈。

（3）一般很少发生截瘫。

第三节　强直性脊柱炎

本病为慢性炎症性风湿免疫病，主要侵犯骶髂关节，以及不同程度地累及脊柱和外周关节，可分为原发性和继发性两类。临床较常见，在我国患病率为0.3%，男性发病率略高于女性。常继发于炎症性肠病、银屑病、赖特综合征及贝赫切特综合征等。

一、临床表现

（一）症状与体征

1. 症状

多在40岁以前隐匿起病，主要症状是腰背僵硬、疼痛，无法通过休息缓解。疾病晚期可出现畸形与功能严重受限，发生脊柱强直等。20% ~ 30%的病例可出现周围关节受累的症状，尤以下肢关节常见，多属非对称性。约20%患者在病程中出现眼色素膜炎，应加以注意。

2. 体征

体检可有双侧骶髂关节压痛。颈椎、胸椎、腰椎活动不同程度地存在受限，4字试验阳性。

（二）辅助检查

1. 影像学检查

X 线检查可见骶髂关节受到侵蚀，密度不均；关节间隙变狭或增宽，模糊。晚期可见关节硬化、融合。随着疾病进展，颈椎、胸椎和腰椎的椎间小关节出现炎性变化，椎体呈方形。晚期还可出现典型的竹节样改变。

除进行 X 线检查，CT 检查也有助于显示患者早期出现的骶髂关节炎。双侧骶髂关节炎是本病诊断所必需的。

2. 实验室检查

不具有特异性。血清 RF 多为阴性，故本病又称血清阴性关节炎。红细胞沉降率（简称血沉）可加快，超过 95% 的患者呈 HLA-B27 阳性。

二、诊断

如患者有下列临床表现，结合病史及放射学改变可做出诊断：①隐匿起病。②伴发晨僵，随活动而减轻。③腰背痛持续超过 3 个月。④年龄＜ 45 岁。

三、治疗与预后

（一）治疗

治疗目的在于缓解和减轻症状，防止脊柱畸形，提高生活质量。

1. 康复治疗

（1）运动疗法。锻炼或运动为目前防止脊柱畸形与强直的最有效方法。通过运动还可维持胸廓活动度，保持正常的呼吸功能；维持骨强度和密度以防止骨质疏松，避免肢体发生失用性肌萎缩等。最好每天坚持做扩胸运动和脊柱各部分屈伸运动，循序渐进。注意运动量及运动方式应依个人具体情况而定，如新出现疼痛持续超过 2h 不能恢复，表明运动量过度，应酌情减少运动量或调整锻炼方式。

常见的日常锻炼方式：①双膝跪下，用双手支撑，仰头；右手向前抬高，并尽量向上抬高左腿，坚持 5s 收回。其后左手前抬、右腿上抬，如此左右交替。②双膝跪下，用双手支撑并伸直双肘，头置于双臂间，尽量往上弓背；再抬头，同时背部尽可能下凹。

（2）中医外治。采用推拿、针灸、中药熏洗及拔罐等，均可改善关节功能、缓解症状并预防病变部位出现畸形。

（3）理疗。即物理治疗。常用热水浴、海盐热敷、矿泉温泉浴等，可减轻疼痛、放松肌肉，促进局部血液循环。还有益于关节运动，防畸形，维持关节正常功能。

（4）日常起居。睡硬板床，用低枕头。平时保持良好的生活习惯。

2. 药物治疗

目前尚无令人信服的证据表明药物可改变本病病程，治疗目的主要是缓解症状。

（1）非甾体抗炎药。此类药物种类多，作用类似，主要为抗炎以缓解患者僵硬及疼痛，有益于患者锻炼。常用：吲哚美辛，25 ~ 50mg/ 次，3 次 /d；双氯芬酸，25 ~ 50mg/ 次，2 ~ 3 次 /d；萘丁美酮，1 次 /d，1.0g/ 次。胃肠道刺激为此类药常见不良反应，可致恶心、胃痛及上消化道出血等。存在消化性溃疡病史者慎用。

（2）柳氮磺吡啶。有缓解病情和抗炎作用。剂量开始为 0.25 ~ 0.5g，3 次 /d，从第 4 周起增加至 0.75 ~ 1.0g，3 次 /d。对磺胺药过敏者禁用。

（3）雷公藤总苷。本药消炎镇痛作用较强，现已开始应用于临床治疗本病，剂量一般为 10 ~ 20mg，3 次 /d。雷公藤总苷的不良反应有肝功损害、骨髓抑制、女性闭经等。

(4)氨甲蝶呤。临床上现试用于治疗本病,采用小剂量间隙疗法,每周服药1次,每次7.5～15mg。用药期间定期复查肝功能、血常规,同时加用叶酸片以减少不良反应。

(二)预后

本病如能获得早期诊断、正确治疗,病情多能缓解,避免由此引起的脊柱畸形。部分患者可能最终发展为脊柱严重畸形,因功能障碍而需手术矫正。

第四节　脊柱侧凸

正常脊柱的额状面不应有任何弧度,矢状面则有4个生理弯曲,如向两侧出现弧度或弯曲,就被称为脊柱侧凸,俗称脊柱侧弯。本病可由多种致病因素引起,在10～16岁的儿童青少年中有2%～3%可察觉到脊柱侧凸。

一、病理变化与分类

1.病理变化

在病理上,本病可分为可逆性与不可逆性两种。病变在胸段及胸腰段常具有可逆性,一般平卧、悬吊时消失,在站立、走动时较明显。X线摄影可见一个侧凸弧,而结构、骨质未见异常。结构性的侧凸是不可逆性脊柱侧凸,有较为固定的侧凸畸形,多伴有胸廓畸形。X线正位片显示,具有3个侧凸,中间的侧凸属于原发,上、下两个侧凸是代偿造成的,又名S形畸形。脊柱侧凸可同时合并脊柱旋转畸形。脊柱侧凸合并肋骨后向突出时形成边嵴,称为剃刀背畸形。

2. 临床分类

（1）结构性侧凸。由脊柱骨骼、神经、肌肉等病理改变引起。生长发育期间原因不明的脊柱侧凸，又称为特发性脊柱侧凸。

（2）功能性侧凸。为代偿性脊柱侧凸，无脊柱内部结构破坏。姿势不正是主因，还可因坐骨神经痛、下肢不等长、骨盆倾斜继发髋关节内收或外展等器官畸形，而代偿形成。

二、临床表现

1. 症状与体征

本病 50% ~ 80% 发生于女孩，尤其是 6 ~ 7 岁。如衣服不能拉直，或一侧肩胛看似较另一侧高，可能怀疑存在脊柱侧凸。但更多病例是在体检中查出的。患者最早主诉，可能为长时间站立或坐后腰部乏力，随后是腰骶角等紧张区域存在背部肌肉性疼痛。

但在青春期特发性脊柱侧凸中，疼痛不常见，需做进一步检查。早期畸形不显著。10 岁后椎体第 2 骨骺发育迅速，1 ~ 2 年间侧凸明显，凹侧肩低、凸侧肩高，容易被识别而就诊。严重者还可继发胸廓畸形。

2. X 线检查

（1）先判断脊柱侧凸是否稳定。做 X 线检查，16 岁以上者若髂骨翼的上骨骺已变成帽形，表明脊柱侧凸已进入稳定期。

（2）脊柱侧凸测定。① Ferguson 测定法。侧凸顶端椎体中点及弧度上下两端椎体之中心点，三点连线形成的差角，即为脊柱侧凸角度。② Cobb 测定法。从上端椎体之上面及下端椎体之下面各画一条垂直线，所形成的差角即为脊柱侧凸实际角度。

（3）功能性侧凸脊柱结构无破坏，脊柱只是呈 C 形弯曲。

三、预防与治疗

（一）预防

功能性脊柱侧凸以预防为主。学龄儿童应加强腹肌、腰背肌、肩部肌肉及髂肌的锻炼，平时应注意保持正确姿势。轻症脊柱侧凸可自行矫正，无须治疗。

（二）治疗

特发性脊柱侧凸如无结构异常，可穿戴有螺旋的短夹克衣或支架，以防止畸形进一步发展。当发育至 12 ~ 16 岁青春期，畸形容易恶化，注意积极应用有效的治疗措施，并仔细追踪观察。下述情况尤应采取积极措施：①结核、肿瘤等导致脊椎结构出现病理改变。②脊髓纵裂、颈肋、先天性半椎体、并肋等使脊椎结构发生异常。③胸廓成形术、烧伤残留瘢痕等引起邻近脊柱组织畸形。通过治疗，为矫治脊柱侧凸打好基础。

1. 非手术治疗

主要采用支具、运动疗法、理疗及石膏等方法，最可靠的方法主要是支具治疗。

2. 手术治疗

（1）器械矫正。如使用哈灵顿（Harrington），包括 1 个压缩杆和 1 个撑杆。

（2）脊柱融合。棘突植入松质骨。

第四章　慢性骨关节疾病

第一节　类风湿性关节炎

本病是自身免疫性疾病，通常称为类风湿，致残率较高。病因尚未完全阐明，目前也无特异性的诊断指标，临床表现主要有：①慢性、对称性、多关节滑膜炎。②周围神经炎、皮下结节、心包炎、肺炎、胸膜炎等关节外病变。

早期出现红、肿、热、痛等症状，关节功能存在障碍；晚期可发生不同程度的关节僵硬和畸形，并出现骨骼肌与骨骼萎缩。临床症状以对称性、多发性反复发作的小关节炎为其特点，多发生于手部、腕部和脚部关节。

一、致病因素

1. 感染

某些病毒、细菌、支原体可能对于本病的发生与进程具有影响，但并无研究证明直接的、可导致本病的感染因素。

2. 遗传

类风湿性关节炎是一个多基因病，遗传基因之一表现于 $HLA\text{-}DR_4$ 的 β 链第三高变区。

二、临床表现

有 80% 的患者于 35 ~ 50 岁发病，其他年龄段也可发病，女性患者约为男性的 3 倍。一般起病缓慢，在明显的关节症状发生之前，可有全身不适、乏力及低热症状，持续若干周。少数急性起病，数天内出现多个关节症状。

（一）典型症状与体征

1. 关节表现

（1）疼痛症状。关节痛一般是最早出现的症状，多发生在掌指、近端指间、腕等关节，其次见于脚趾、踝、膝、肘以及肩关节。疼痛具有持续性、对称性特点，多伴随压痛。

（2）关节肿胀。受累关节均可出现肿胀，多为对称性的，常见于腕、掌指、近端指间及膝关节等。

（3）晨僵。病变关节日间或夜间静止不动后出现较长时间僵硬，如胶粘样感觉。关节炎症严重程度与晨僵持续时间成正比，此为类风湿性关节炎活动期重要指标。

（4）功能障碍。关节结构破坏及肿痛均可致关节活动障碍。根据影响生活程度可分为 4 级：①Ⅰ级。关节功能完好，日常生活及各项工作正常。②Ⅱ级。一个或多个关节不适或受限。尚可从事日常活动，此为中度受限。③Ⅲ级。活动显著受限。部分生活可自理，尚能从事一般活动。④Ⅳ级。日常生活自理能力与工作能力完全或大部分丧失，长年卧床或依赖轮椅。

（5）关节畸形。多见于较晚期患者，常见畸形有掌指关节半脱位和尺侧偏斜、天鹅颈样畸形及纽扣花样表现、近端指间关节梭形肿胀等。

2. 非关节表现

（1）类风湿性血管炎。出现于全身所有系统。可表现为指端或指甲下出现丘疹状或小点状瘀点，少数可导致肠坏死等局部缺血性坏死。

（2）类风湿结节。本病较特异皮肤表现，对称分布，质硬无压痛，晚期多见，常显示病情活动。好发于常受压部位及关节隆突，如足跟腱鞘、肘鹰嘴突附近、枕部、手掌屈肌腱鞘。

（3）内脏器官受累病变。①血液系统受累出现小细胞低色素贫血和 Felty 综合征（即费尔蒂综合征，表现为贫血和血小板减少、中性粒细胞减少、脾肿大）。②心脏可表现为心包炎、心肌炎等。③肺部可表现为结节性肺病、慢性间质性肺炎和胸膜炎等。④神经系统受累可有腕管综合征、双手感觉异常和肌力下降等周围神经或脊髓受压症状。

3. 辅助检查

（1）血常规检查。有轻中度贫血，白细胞及分类正常，活动期血小板增高。

（2）类风湿因子。此为自身抗体，有 IgM、IgG、IgA 三型。临床常用 IgM 型，数量与本病严重程度与活动性成正比；但不具特异性，还可见于慢性感染、各类风湿性疾病，甚至出现在 5% 的正常人身上。

（3）血沉和 C-反应蛋白。活动期血沉增快，C-反应蛋白含量升高，缓解后下降。缺乏特异性。

（4）检查关节液。白细胞增多，以中性粒细胞为主。

（5）X 线检查。关节部位进行 X 线检查对于关节病变的分期和疾病诊断均有重要价值。临床上多对手指和腕关节摄片。根据 X 线片的表现，可分 4 期：①Ⅰ期。邻近关节部位出现软组织肿胀，以及轻度的骨质疏松症。②Ⅱ期。可见关节间隙变狭窄。③Ⅲ期。关节受到损伤和破坏。④Ⅳ期。关节出现融合、脱位等。

三、诊断

（一）诊断要点

（1）诊断标准。可根据临床表现、自身抗体、X线片上的改变做出诊断。美国风湿病学会对典型病例进行下述症状分类，并给出了诊断标准。凡具有以下7项典型表现里面的4项或者多于4项，且能排除其他类型的关节炎，就可确诊：①晨僵的病程达到6周，而每天持续不少于1h。②体检见皮下结节。③关节肿胀达到6周，其范围不少于3个关节。④掌指、腕、近指关节的肿胀不少于6周。⑤对称性的关节肿胀不少于6周。⑥检测类风湿因子的结果阳性。⑦手部X线片显示出关节间隙狭窄与骨质疏松等改变。

注意单关节炎为首发症状的某些早期及不典型类风湿性关节炎，常被误诊或漏诊。

（2）病变活动性。判断本病活动性的项目有晨僵持续时间、疲劳严重性、关节疼痛及肿胀程度、关节压痛及肿胀数目、关节功能受限制程度及急性炎症指标（血沉、C-反应蛋白）等。

（3）病变缓解。标准包括晨僵时间短于15min、无疲劳感、无关节痛、活动时关节无压痛或无关节痛、无关节或腱鞘肿胀，以及女性的血沉小于30mm/h、男性的血沉小于20mm/h。符合5条或5条以上并至少连续2个月者，考虑临床缓解。有活动性血管炎、胸膜炎、心包炎、肌炎与近期无原因体重下降或发热，均不能视为缓解。

（二）鉴别诊断

（1）痛风性关节炎。此病慢性者有时与类风湿性关节炎相似，但有下述差异：①此病急性发作时通常血尿酸水平增高。②多见于中老年男性，常反复发作。好发部位为单侧第1跖趾关节，也可侵犯肘、腕、手、膝及踝关节，疼痛剧烈不能触摸，红、肿、热、痛明显。③慢性者可在关节和耳廓等部位出现痛风石。

（2）强直性脊柱炎。主要是脊柱受到损害，同时也可损害周围关节，特别是损害膝、踝、髋关节等关节且为首发症状时，应进行鉴别以排除类风湿性关节炎。此病如下特点有助于鉴别：①类风湿因子检测阴性。②常损害脊柱，骶髂关节等周围关节也受到损害，发生在下肢者较多，为不对称关节损伤，多伴有肌腱端炎。③ X 线检查显示脊柱竹节样改变。④常见于青年男性。⑤存在家族史，90% ~ 95% 病例 $HLA-B_{27}$ 检测呈阳性。

（3）退行性骨关节病。手指退行性骨关节病常被误诊为类风湿性关节炎，尤其在远端指间关节出现赫伯登结节和近端指关节出现布夏尔结节时，易被视为滑膜炎。主要鉴别要点：①退行性骨关节病通常无游走性疼痛。②大多数患者血沉正常。③类风湿因子阴性或低滴度阳性。④活动时关节痛加重，可有关节积液、肿胀。⑤ X 线片显示关节间隙狭窄、关节边缘呈唇样增生或有骨疣形成。⑥此病为退行性骨关节病，发病年龄多在 40 岁以上，主要累及膝、脊柱等负重关节。

（4）结缔组织病导致的关节炎。干燥综合征、系统性红斑狼疮均可有关节症状，且部分患者类风湿因子阳性，但都有相应的特征性临床表现和自身抗体。

（5）银屑病关节炎。此病以手指或足趾远端关节受累为主，也可有关节畸形，但类风湿因子阴性，且伴有银屑病皮肤或指甲病变。

（6）以单个或小关节起病的不典型类风湿性关节炎应与反应性关节炎、风湿热及感染性关节炎（包括结核感染）等相鉴别。

四、治疗

目的在于保护关节功能，减轻或消除关节受损症状，延迟疾病发展；对于受破坏的关节则进行修复治疗，以降低残疾率。通过治疗达到改善、提高患者生活质量的目的。不过，目前尚无治疗效果明显的药物。

（一）药物治疗

1.非甾体抗炎药

（1）药理作用。可抑制体内合成前列腺素，并降低环氧化酶的活性，从而产生镇痛、消炎、退热与消除肿胀的效果。

研究表明，环氧化酶存在环氧化酶 -1、环氧化酶 -2 两类同分异构体，如使用昔布类等药物对环氧化酶 -2 进行选择性抑制，较之传统的非选择性非甾体抗炎药，可显著降低胃肠道严重不良反应的发生率。

（2）常用的非甾体抗炎药。①丙酸衍生物类。布洛芬每日剂量 1.2 ~ 3.2g，分为 3 ~ 4 次服用；布洛芬 0.3g，口服，2 次 /d；萘普生 0.2 ~ 0.4g，口服，2 ~ 3 次 /d。②灭酸类。双氯芬酸 25mg，口服，2 次 /d；双氯芬酸缓释剂 75mg，口服，1 次 /d。③吲哚衍生物类。吲哚美辛 25 ~ 50mg，口服，3 次 /d；舒林酸 200mg，口服，1 ~ 2 次 /d。④昔康类。美洛昔康 7.5 ~ 15mg，口服，1 次 /d；塞来昔布 100mg，口服，1 ~ 2 次 /d；罗非昔布 12.5 ~ 25mg，口服，1 次 /d。

（3）常见不良反应。①胃肠道反应，如恶心、呕吐、消化性溃疡等。②肾功能损害。③转氨酶升高。④外周血细胞减少、凝血功能障碍、再生障碍性贫血。

（4）用药原则。①本类药物的应用剂量均需根据患者病情做个体化选择。②避免同时采用 2 种或是多于 2 种的非甾体抗炎药，减少药物不良反应。而非甾体抗炎药在疗效上没有显著的协同效果，联合应用并无必要。③改换另一种非甾体抗炎药的前提，是前一种药足量使用达到 2 周却无效果。④本类药物应该和改善病情的慢作用抗风湿药联用，因本类药物虽有缓解关节炎症状的作用，却无法防止关节破坏及病情发展。⑤老龄患者使用非甾体抗炎药时，可选择半衰期较短的，以减轻不良反应。老龄患者如存在溃疡病史，建议采用环氧化酶-2 选择性抑制药。

2. 慢作用抗风湿药

（1）常用的慢作用抗风湿药。①氨甲蝶呤。为二氢叶酸还原酶抑制剂，7.5 ~ 20mg 口服或肌肉注射，每周 1 次，4 ~ 6 周起效，疗程至少半年。②青霉胺。开始剂量为 125mg，2 ~ 3 次 /d，无不良反应者每 2 ~ 4 周后加倍剂量，至 500 ~ 750mg/d。症状改善后减量维持，6 个月为一疗程。③柳氮磺吡啶。2g/d，分 2 次服用。可由小剂量开始。④金制剂。常用注射剂为硫代苹果酸金钠，每周肌内注射 1 次，由小剂量 10mg 开始，逐渐增至每次 50mg。有效后延长间隔时间，疗程为总剂量 1000mg。口服制剂金诺芬，3mg，2 次 /d。⑤硫唑嘌呤。100mg/d，口服，病情稳定后减为 50mg 维持。⑥环孢素。3 ~ 5mg/(kg · d)，分 1 ~ 2 次口服。⑦雷公藤。20mg，3 次 /d，口服，病情稳定后减量。⑧来氟米特。为新一代选择性嘧啶合成抑制剂，适用于各期活动性类风湿性关节炎，每日一次性服 50mg；3d 后 10 ~ 20mg，1 次 /d。

（2）用药原则。①确诊本病以后，应立即使用慢作用抗风湿药进行治疗。②此类药物既可单用，也可 2 种或多种联合应用。临床经验多表明，某种慢作用抗风湿药单用疗效不佳。因此，难治的进展性类风湿性关节炎可选择药理机制不同的本类药物联合用药。③现在临床上对于优先选择哪一种慢作用抗风湿药用于治疗，并没有定论。可在综合评估费用及疗效的基础上，以氨甲蝶呤作为首选药及基础治疗药物。④本类药物并无立刻抗炎与止痛的效果，却可延迟疾病发展并缓解症状，通过合理地早期应用本类药可在预防致残上发挥关键作用。应注意本类药物显效较慢，一般需要 1 ~ 6 个月才表现出改善患者症状的作用。⑤本类药物虽无法治愈疾病，却可以延迟病情的发展。因而出于预防疾病复发的考虑，应以不停止用药为原则。不过，可根据患者情况将用药剂量逐渐降低至维持水平，直到酌情停用。

3. 糖皮质激素

使用本类药物可达到显著并快速地缓解关节炎症状的目的，由此而使患者的关节功能得以改善。这是因为糖皮质激素的抗炎作用很强。但由于不能根治，停药后症状会复发，长期使用可出现许多不良反应，且因产生依赖性而致停药反应，故应掌握适应证：①严重关节炎应用其他药物无效者。②伴严重关节外表现者，如严重心包炎、血管炎、胸膜炎、神经系统病变和 Felty 综合征等。可给予泼尼松 30 ~ 40mg/d，症状得以控制后递减，以不超过 10mg/d 维持治疗。

对全身症状已控制者，可行关节腔内注射治疗，1 年内关节腔内注射不超过 5 次。

（二）外科手术治疗

包括关节置换术、关节成形术、腕管松解术和滑膜切除术。

（三）康复与预防

1. 康复措施

（1）急性期应卧床休息，减少活动，关节制动并保持关节于功能位。缓解期也应适当休息，进行关节功能锻炼，以防止关节强直和肌肉萎缩，促进关节功能恢复。

（2）患者应学习病情变化的基本知识，发现病情活动变化，及早就诊。治疗过程中应定期复诊，以便能及时发现重要脏器受损。

（3）督促患者养成遵医嘱用药的依从性，坚持治疗，以减少复发。不应随意停药、换药和增减药物剂量。

2. 日常预防

（1）患者应避免感染、寒冷、潮湿、过劳等各种可能诱发本病的因素，注意保暖。

（2）养成良好的生活方式和习惯，增强机体抵抗力，保护关节功能。

第二节　痛风

为原发性或继发性嘌呤代谢障碍、血尿酸增高而引起的组织损伤性疾病。主要表现是高尿酸血症（HUA）及特征性急性关节炎反复发作，长期患病者可有痛风石和肾结石形成。原发性痛风常见于中老年男性（约为95%），患者年龄多在40岁以上，患病平均年龄约为48岁，男女患病比例为20 ： 1。痛风病例中，以肥胖或超重者居多，比例超过50%；其次为脑力劳动者。我国的痛风患病率目前呈逐年上升的趋势，而且趋向年轻化。

一、病因与致病机制

（一）发病因素

1.肥胖

成年人因运动减少等，可发生肥胖。肥胖增加患痛风的危险，表现为BMI越高，痛风发病率显著升高。肥胖者痛风的发病年龄也较早。与此相关，血脂异常、内脏脂肪多，均可增加痛风的发生风险。

2.饮酒

过量、过多饮酒为痛风发作的独立危险因子，可通过多个途径导致痛风。

（1）酒类（如啤酒）含大量嘌呤，经代谢产生大量尿酸；而酒精在体内发酵时还消耗许多水分，也产生大量嘌呤，进而生成尿酸。因而，长期及大量饮用酒类，可引起HUA，容易进一步诱发痛风。

（2）长期、大量饮酒的人，往往患有慢性酒精性肝病，体内出现胰岛素水平升高，从而抑制胰岛素信号通路，由此增强胰岛素抵抗作用。导致肾脏排泄尿酸的能力下降，尿酸重吸收增加，形成HUA。

（3）饮酒时往往会过多地摄入嘌呤含量高的食物，从而进一步增加了痛风的患病风险。

（4）酒精可促进 ATP（即腺嘌呤核苷三磷酸）降解，生成单磷酸腺苷，使尿酸生成增多。

（5）酒精可促进乳酸生成，在肾小管竞争性抑制尿酸的排泄。

（6）肝脏受乙醇刺激后也会产生更多尿酸，增加痛风的患病风险。

3. 饮食

海鲜及肉类等富含嘌呤的食物可使痛风的发病风险升高。果糖可促进尿酸合成并抑制其排泄，大量摄入含果糖的食物，如荔枝、芒果、蜂蜜等，可升高血尿酸水平。

4. 药物

小剂量使用阿司匹林以及环孢素、吡嗪酰胺、他克莫司等可引起血尿酸水平升高，增加痛风发生的风险。袢利尿剂、噻嗪类利尿剂等也都会增加发生痛风的风险。有些高血压病例长期应用此类利尿剂进行治疗，也是诱发痛风的一个因素。

5. 高血压

高血压本身是独立的痛风发作危险因素。其机制可能为高血压患者常有的微血管病变，导致组织缺氧而使血液中乳酸增加，从而抑制尿酸盐经肾小管分泌、排除，引起尿酸潴留，促使 HUA 发生。高血压常与动脉粥样硬化伴发，使肾脏功能逐渐减退，这也可导致痛风。

6. 高血糖

高血糖同样是引起 HUA 的危险因素。机制可能是糖尿病患者嘌呤的分解加强，致使血尿酸增加；同时糖尿病患者肾脏功能多有损坏，排泄的尿酸减少。糖尿病患者因存在胰岛素抵抗，也可导致HUA。

7. 综合因素

如服用影响尿酸排泄的药物，加之饮酒、进食高蛋白食物等，可使老年继发性痛风增多。剧烈运动、突然受冷等内外环境因素都可诱发痛风。

（二）致病机制和分类

1. 致病机制

体内尿酸增多而导致高尿酸血症，与痛风的发病有密切关系。造成高尿酸血症的致病机制为尿酸的体内积聚，而引起血液中尿酸浓度升高。作用途径包括：尿酸生成过多、排泄减少，尿酸产生多于排泄，尿酸生成增加和排泄减少并存等。嘌呤代谢紊乱引起体内尿酸堆积或因肾脏排泄尿酸减少，均可引起高尿酸血症。一旦体内血尿酸的浓度超过了关节单钠尿酸盐的饱和度，就可在局部析出尿酸结晶（尿酸盐），沉积在外周关节腔及中枢神经系统之外的周围组织等部位，从而激活机体的自身免疫系统，引起痛风急性发作，患者发生典型的急性关节疼痛症状，以及局部红肿、发热等其他症状。尤其是在肾脏与关节部位出现沉积的危害更大，可导致急性和慢性痛风性关节炎、尿酸结石、急性和慢性尿酸性肾病等。

2. 临床分类

痛风在临床上可分成原发性与继发性两大类。原发性痛风是由先天嘌呤代谢紊乱导致的疾病，这类痛风可能与遗传相关，患者往往存在家族史。而继发性痛风一般是由于各种疾病和药物等作用，使尿酸产生增加或排出减少，从而引起高尿酸血症，由此引发痛风。

二、临床表现

(一)症状与体征

1. HUA

此时患者可能没有任何症状,只是做血样化验,检查相应项目时,才发现血液中尿酸升高。

2. 痛风性关节炎

原发性痛风的最初症状多为痛风性关节炎急性发作,可由多种因素引起,如剧烈运动、手术治疗、高度紧张、过度疲劳、创伤、食物过敏、饮酒、情绪波动等。典型的痛风发作表现为起病急且伴有剧烈疼痛,患者常于深夜睡眠中突然因关节剧烈疼痛而醒来,症状在几小时内进展到高峰。关节部位以及邻近的软组织出现红、肿、热、痛等明显症状,关节活动受限,可出现关节液渗出。发热是患者的常见症状,可同时伴有寒战及畏寒,红细胞沉降率升高、白细胞计数上升。而在关节肿胀减退、疼痛得以缓解时,患病部位皮肤常发生瘙痒、脱屑等。

3. 慢性关节炎

慢性痛风性关节炎伴有痛风石的出现。长期患病使尿酸盐逐渐在关节内沉积、增多,形成痛风石,从而进入慢性关节炎期;这时炎症反复发作,波及关节增多,最终使关节僵硬、畸形、活动受限。少数可累及肩、髋等大关节及脊柱。

4. 痛风性肾病

痛风性肾病一般与肾结石相伴出现,发病率约为25%,患者可有肾绞痛、血尿等临床表现。尿酸盐结晶在肾小管沉积所引起的急性肾功能不全,称为尿酸性肾病;而尿酸盐在肾间质组织沉淀所导致的肾脏疾病,则称为痛风性肾病。后者会逐步发展成慢性肾功能不全。

（二）辅助检查

1. 实验室检查

（1）血尿酸多有增高。

（2）取关节液在显微镜下观察，从关节液白细胞内可看到尿酸盐结晶呈针形。

（3）取痛风石穿刺或活检，内容物中存在尿酸盐结晶。

2. X线检查

X线检查可见受累关节软骨缘位置邻近关节的骨质，存在不整齐或类似圆形的穿凿样透亮缺损。

3. 诊断性治疗

急性关节炎期的痛风患者，口服秋水仙碱以后，关节疼痛可迅速缓解。

三、诊断

（一）诊断要点

根据患者典型的临床表现，结合实验室生化检查与X线检查，以及诊断性治疗，可以做出痛风诊断。若HUA没有导致患者出现急性关节炎等临床表现，就不能称之为痛风。对于这时的高尿酸血症，可称为无症状高尿酸血症。因此时未出现明显的症状和体征，常容易被患者忽略，从而未选用相应的治疗。

（二）鉴别诊断

本病临床表现与下述疾病有相似之处，如假性痛风、类风湿性关节炎、风湿性关节炎、创伤性关节炎及化脓性关节炎等，需加以鉴别。

四、治疗

（一）药物治疗

1. 急性发作期

如尽早进行治疗，患者症状将快速减轻至消失；但在治疗被延误的情况下，控制痛风性炎症就比较困难。一般用于治疗的药物主要包括以下几种。

（1）秋水仙碱。临床上首选秋水仙碱，对缓解痛风症状有特效。本药口服的初始剂量是 1mg，此后每隔 1h 服 0.5mg，或每隔 2h 服 1mg，直到疼痛症状消除。如果出现胃肠道不良反应，如恶心、呕吐、腹泻、腹痛，应停止用药。用药 6 ~ 8h，剂量 4 ~ 8mg，多能使疼痛得到缓解，用药 24 ~ 36h 可控制症状。停药 2d 后，可按维持量 0.5mg 给药，每日服用 2 ~ 3 次，数日或 1 周后停药。口服用药出现胃肠道反应剧烈者，可改为静脉注射，将秋水仙碱 1 ~ 2mg 溶解在 20mL 生理盐水中，缓慢地静脉注射（5 ~ 10min），切不可有药物外漏。根据病情可在 6 ~ 8h 后重复注射。如患者存在肾功能减退，开始 24h 内剂量不要超过 3mg。治疗中应警惕骨髓抑制反应，如白细胞减少、贫血、血小板减少症，以及肝损害和脱发等症状。

（2）保泰松。具有明显抗炎作用，能促使尿酸从体内排出，对已经发病数日的患者仍然有效。首次剂量为 200 ~ 400mg，之后每 4 ~ 6h 口服 100 ~ 200mg；症状好转后减为 100mg，3 次 /d，口服，共 3d。

（3）吲哚美辛。本药效果与保泰松相同。剂量 25 ~ 50mg，3 ~ 4 次 /d，口服，连服 2d，症状往往在 24 ~ 48h 消失。

（4）吡罗昔康。剂量为 20mg，1 次 /d，口服，饭后服用。

（5）布洛芬。口服，0.2 ~ 0.4g/ 次，2 ~ 3 次 /d。

（6）卡洛芬。本品为非甾体抗炎药，其抗炎、镇痛、解热等药物作用主要是通过抑制前列腺素的合成而产生。急性发作时每日600mg口服,病情好转后应在医生指导下减少至合适剂量,疗程为3～6d。

(7)芬布芬。本药是长效非甾体抗炎药。临床试验和应用显示,芬布芬的消炎镇痛作用较吲哚美辛弱,而较阿司匹林强。但毒性较吲哚美辛小,胃肠道的不良反应也小于阿司匹林和其他非甾体抗炎药。600～900mg/d,1次或分次口服,多数患者晚上服用600mg即可。每日用药总量不可大于900mg。孕妇、哺乳期女性及消化道溃疡患者应慎用芬布芬。

(8)促肾上腺皮质激素(ACTH)或糖皮质激素。上述药禁忌或无效时使用。但因存在易反跳的缺点,一般以不用为好。取25U的ACTH静脉滴注,或40～80U肌内注射;或用糖皮质激素类药物曲安西龙,5～20mg关节腔内注射,大多数患者可在24～36h缓解;或泼尼松30mg/d口服。

2.慢性期

对于控制患者的高尿酸血症而言,慢性期治疗十分关键。

(1)如患者肾功能未见异常,可采用促进尿酸排出、抑制尿酸在肾小管重吸收等治疗措施。①丙磺舒。口服,0.25g/次,2次/d,对本药无过敏及不存在明显胃肠道刺激症状的患者,2周内可递增至0.5g/次,2～3次/d。注意每日的最大剂量不可超过3.0g。②磺吡酮。50mg/次,口服,2次/d。可逐渐加量至100mg/次,3～4次/d,最高剂量为800mg/次。本药作用时间较丙磺舒稍长,而对骨髓的毒性作用也稍大,其他不良反应同丙磺舒。③苯溴马隆。剂量25mg/次,从1～2次/d开始,可以逐渐增加剂量到50mg/次,2次/d。每日最大剂量不应超过300mg。

以上排酸药用药须知:①在服药期间,应注意多喝水。②尽量不要与噻嗪类利尿药和水杨酸同服。③对尿液进行碱化,可提升以上药物的治疗效果。最好在睡前服用碱化尿液的药物，如每次服碳酸氢钠 0.5 ~ 1g 或乙酰唑胺 250mg，2 ~ 3 次 /d。④如患者存在尿酸结石，每日尿酸排泄量＞ 900mg，不应采用排尿酸药。

（2）有些患者尿酸生成多，但又不适合采用排尿酸药，这时可使用抑制尿酸合成的药物。临床上多用别嘌醇口服，初始剂量 50mg/ 次，2 ~ 3 次 /d；2 ~ 3 周后剂量可增至每日 200 ~ 400mg，分 2 ~ 3 次口服，每日用量不得超过 600mg。血尿酸降到正常时，可逐渐减量至维持剂量（根据患者病情决定）。伴有肾功能不全的患者，应将剂量减至通常剂量的 50%。

（二）对症处理

1. 尿酸性肾病

确诊尿酸性肾病后，先立即给予乙酰唑胺 500mg；继而 3 次 /d，250mg/ 次；在补充充足水分和静脉滴注 1.25% 碳酸氢钠的同时，采用呋塞米 40 ~ 100mg 静脉注射，以增加尿流量；立即应用别嘌醇，开始剂量为 8mg/(kg · d)，3 ~ 4d 后减至 100 ~ 300mg/d。病情严重的患者可进行血液透析。

2. 结石导致的急性肾功能不全

此类结石包括输尿管及肾盂的尿酸结石。治疗措施包括应用别嘌醇、碱化尿液等，同时采用经皮肾造口术以减轻肾外梗阻，然后根据病情对肾结石采取综合性处理措施。

3. 关节功能障碍

可选择体疗与理疗等方法进行康复治疗。

4. 特殊问题

如出现经皮溃破，或是痛风石较大，可采用手术治疗，剔除痛风石。

(三)康复与预防

即使已发生痛风,加强预防和康复调理也是治疗的一个关键。其目的是避免产生大量尿酸,促进尿酸的排泄,从而减少或防止痛风的发作。因 HUA 会导致尿酸在身体各脏器沉积,引起相应部位微循环障碍,所以需积极预防和治疗肾脏及心脑血管等并发症。

1. 康复措施

(1)日常病情监控。定期到医院复查,医生通过询问病史、检测血尿酸,掌握患者疾病情况,还可通过影像学检查监测病情。停用可升高尿酸的药物。合并有肾脏疾病、心血管疾病或糖尿病的患者,需注意坚持监测日常血压、血糖水平,掌握患病情况,并定期返院复查。

(2)加强家庭康复护理。急性痛风发作时应注意休息,避免疲劳。如有必要,可冰敷止痛,用夹板固定疼痛关节。

(3)发作时停止运动。即使仅有轻微的关节炎症,也应暂时停止运动,直至恢复。活动和锻炼时都必须注意适度。剧烈运动是痛风的主要诱因,过度劳累可加重病情。

2. 日常预防

改变不健康的生活方式,有利于防止痛风发生。

(1)饮食起居。①日常饮食方面,患者要注意避免高嘌呤食物,预防痛风者则应减少这类食物的摄入,如动物内脏,沙丁鱼、贝类、金枪鱼、凤尾鱼等水产品,以及牛肉、羊肉、猪肉、酵母、鱼籽及鹅肉等。应增加新鲜蔬菜的摄入。②保持较多的饮水量,以每天多于 2000mL 为宜。应避免或限制酒精(尤其是啤酒)和含糖饮料的摄入,减少饮用富含果糖的饮料。③不要吸烟。④保持健康的起居生活。生活应有规律,注意保持健康的体重和腰围。规律作息、饮食、运动。防止突然受凉,此为女性患者痛风发作诱因的第 2 位,男性为第 5 位诱因。

（2）适当运动。①选择合适的运动项目。可选匀速步行、游泳、太极拳、气功、骑行、散步与健身操等，以骑行、游泳及步行为佳。可逐渐增加运动强度到中等。②避免剧烈运动或活动，如跳跃、打球、跑步、长途步行和爬山等。对于痛风患者而言，长时间、剧烈的运动会使肾血流量、血容量减少，使出汗增加，肌酸、尿酸等排除量减少，以致高尿酸血症。据数据统计，剧烈运动对男女患者均是痛风发作诱因的第3位。

第三节　骨质疏松症

骨质疏松症是由于多种因素使骨密度及质量均有下降、骨微结构受损而导致的一种慢性、代谢性疾病，为全身性的骨骼系统疾病。患者骨骼脆性增加而易出现骨折。

全身性骨量减少为本病的显著特点，具体表现在骨质的有机成分合成减少、钙盐继发性沉着量下降、单位体积骨组织量减少，而骨骼中骨基质及矿物质比例未出现异常。由于骨量减少造成骨质疏松，患者的骨骼强度下降。一般来说，骨质疏松并没有被看作是一种临床疾病。直到有骨质疏松病理改变者出现相应的临床症状和体征时，才被称为骨质疏松症，常见的临床表现包括疼痛及骨折等。

一、病因分类及病理

本病可分为原发性骨质疏松症和继发性骨质疏松症，多为原发性骨质疏松症，但继发性骨质疏松也不少见，可由多种疾病引起。就原发性骨质疏松症而言，常见的是绝经后骨质疏松症和老年性骨质疏松症。50 岁以上人群几乎均存在骨量减少，绝经后女性与老年人全身骨量减少的速度加快。

（一）原发性骨质疏松症

原发性者又可分为Ⅰ、Ⅱ、Ⅲ型：①Ⅰ型是绝经后骨质疏松症。常出现在绝经后 5 ~ 10 年。②Ⅱ型是老年性骨质疏松症。一般指的是 70 岁后发生的骨质疏松症。③Ⅲ型是特发性骨质疏松症，又称为青少年亚型。一般在青少年期发病，病因尚不清楚。

1.诱发因素

（1）内分泌。主要包括：①雌激素。本病在绝经后女性中尤其常见，表明雌激素水平下降为主要的致病因素之一。这是因为成骨细胞上存在着雌激素受体，成骨细胞产生骨基质的过程，是在雌激素的作用下完成的。若缺乏雌激素，成骨细胞功能就会下降，减少骨的形成。雌激素还可作用于骨骼，增加骨骼对甲状旁腺激素的敏感性，从而促进骨吸收过程。雌激素本身还可能直接作用于骨组织，使骨吸收。②甲状旁腺激素。部分患者血钙虽正常，全段甲状旁腺激素（iPTH）却增高，且血 iPTH 浓度随年龄增加而增加，占 30% 及以上，从而刺激 PTH 升高。动物实验表明，PTH 的最初作用是增加骨吸收，减少骨形成，打破二者之间的平衡或偶联；以后则对骨吸收进行无效偶联作用，可引起骨形成增加。③降钙素（CT）。CT 可直接作用于破骨细胞受体，使细胞内 Ca^{2+} 转入线粒体内，抑制破骨细胞活性，还能抑制单核细胞转变为破骨细胞，从而减少骨吸收。绝经后骨质疏松女性的血 CT 水平多较低，但也有正常和轻度升高的，而 CT 缺乏一般会加速骨质丢失。

（2）营养。保持身体的骨量，需要充足的营养，蛋白质和钙的影响尤其重要。①女性在绝经前后，如钙的补充与吸收出现不足，容易导致身体产生负钙平衡。

绝经后女性因缺少雌激素，也可造成负钙平衡，每日的缺口可达25mg。钙的摄入及吸收较人体所需过多时，则会引起正钙失衡。幼儿的钙摄入量和成年后的骨量峰值有着直接关系。②低钙饮食者每日摄入钙量＜10mg/kg，3/4患有骨质疏松症；而高钙饮食(每日＞10mg/kg)者，仅1/4患骨质疏松症。③长期蛋白质缺乏易造成血浆蛋白浓度降低，骨基质蛋白合成不足，新骨生成落后；如同时存在钙缺乏，骨质疏松会加快出现。高蛋白饮食和糖耐量减低者常有尿钙排出量增多。④维生素C是骨基质羟脯氨酸合成不可缺少的，缺乏维生素C可使骨基质合成减少。⑤长期静脉营养支持、营养不良和营养吸收不良、引起营养缺乏的疾病、慢性肝脏或胰腺疾病以及胃大部切除等因素，均与骨质疏松密切相关。

（3）遗传因素。其影响表现在身体的各个方面，也表现在骨骼相对大小上，骨量部分受遗传因素影响。一般来说，骨质疏松多见于白种人，其次为黄种人，黑种人较少。不过，人体骨骼虽受遗传因素影响，却很难确定某人种或某年龄段的正常值。

（4）废用因素与长期制动。骨量与运动的关系在日常生活中早已为人所熟知，肌肉对骨组织起着一种机械力的影响作用，肌肉发达则骨骼粗壮，骨密度高。运动员的肌肉越发达，骨骼也越致密坚固，其主要运动肢体骨密度明显增加，如举重运动员腿的骨量及肌肉量比游泳运动员明显较重。航天飞机失重状态下宇航员出现负钙平衡，骨密度降低。所以，机械力对成骨细胞的活性是重要刺激，废用时成骨细胞活性减弱，而破骨细胞活性相对增强，于是发生骨质疏松。因此，全身或局部肢体制动或运动废用，可导致骨质疏松，如长期卧床患者。

卧床较久的患者的尿钙、粪钙均明显增加。平日绝对卧床11 ~ 61d即可见骨量减少，活动可使其恢复，但需更长时间才能修复。老年人活动少，肌肉强度减弱，机械刺激少，骨量减少，加上协调障碍容易摔倒，发生骨折。

（5）嗜好。吸烟或饮酒多，以及嗜饮咖啡，均可导致人体钙不足，构成骨质疏松症的致病危险因素。吸烟会使胃肠道的消化功能降低，钙的吸收率下降；还会造成骨量丢失，原因尚不明确。饮酒同样使钙的摄入量下降，且使尿钙排出增加；长期饮酒过多，可导致肝功能障碍，甚至引起肝硬化，可妨碍肝脏中25-羟维生素D生成，使钙吸收减少；酒精还对成骨细胞具有直接作用，过量的酒精会抑制骨骼形成。咖啡中咖啡因含量高，摄入咖啡因较多会出现尿钙排出多、内源性粪钙损失等，机制尚不清楚。

2. 病理

病理研究发现，骨质疏松症的主要病理改变为全身性骨量减少。一般同时具有骨密质骨质疏松及小梁骨骨质疏松，但有时某一种改变起主导作用。由于破骨细胞将松质骨和骨密质的内部吸收，使骨的厚度变薄，特别是骨内膜面变薄，髓腔增大。而在显微镜下，骨结构正常，骨小梁减少、变细。由于骨外膜下的成骨细胞仍缓慢地产生新骨，骨的周径略有增加。椎体内横的骨小梁吸收较快，有些承重的骨小梁消失，有的将代偿失去的骨小梁而变粗。

（二）继发性骨质疏松症

本类型包括任何可明确病因的骨质疏松症。病机较多，可发生于任何年龄，生化改变常无明显异常或表现为原发性疾病的特征。骨质疏松症可继发于某些疾病或长期使用某种药物，以及慢性中毒等。

1. 主要致病因素

（1）药物或中毒。①长期应用某些药物可导致本病。如肝素、抗惊厥药、促性腺激素释放激素类似物、糖皮质激素、甲状腺素、肾衰用透析液、含铝抗酸药、免疫抑制剂以及某些抗癌药物等。糖皮质激素所致骨质疏松被归为一种特殊类型。应用糖皮质激素进行治疗，以及库欣综合征患者，常常存在骨质疏松，这使人们注意到糖皮质激素对骨骼的不良反应。因而,研究者将这种糖皮质激素导致的骨质疏松症称为特发性骨质疏松症,也可理解为糖皮质激素诱发性骨质疏松症。②慢性中毒。金属中毒、慢性氟中毒等均有致骨质疏松的作用。

（2）疾病。①风湿免疫病。如类风湿性关节炎、混合性结缔组织病、皮肌炎、系统性红斑狼疮及干燥综合征等。②神经—肌肉系统的疾病。如肌强直综合征、运动功能障碍、僵人综合征、截瘫和偏瘫以及肌营养不良。③遗传和先天性疾病。如骨发育不良、胱氨酸尿症、葡糖脑苷脂病（即戈谢病）、皮肤弹性过度、肢体细长症（即马方综合征）、肝豆状核变性、卷发综合征、乳糖不耐受症。④慢性肾病。某些慢性肾病可引起肾源性骨营养缺乏,而导致骨质疏松。⑤血液病。如恶性淋巴瘤、白血病、肥大细胞增多症、骨髓增生异常综合征以及多发性骨髓瘤等。⑥内分泌疾病。如甲状腺功能亢进、甲状旁腺功能亢进、垂体催乳素瘤、腺垂体功能减退症、性腺功能减退症、库欣综合征以及糖尿病等。

（3）器官移植。器官移植术可能引起骨质疏松,如肝移植和肾移植。肝移植患者大多会罹患骨质疏松症。这是因为肝移植后患者需要长期使用免疫抑制剂和糖皮质激素,此类药物可刺激破骨细胞使其活性增加,抑制成骨细胞增殖、分化,从而引起骨密度降低,骨钙含量下降,因而造成骨质疏松症。另外,肝移植患者性激素合成及分泌下降,可引起肠道和肾小管钙吸收下降,使钙经肠道的丢失量增加,导致骨质疏松。

2. 诊疗原则

临床表现均具备原发性疾病的特征,诊断较明确,治疗主要应针对原发性疾病。当出现骨质疏松后,可参照原发性骨质疏松症进行治疗与护理。

二、骨密度定量分析

骨密度（BMD）又名骨骼矿物质密度，指的是单位体积骨组织及骨基质的含量。测定 BMD 对于诊断骨质疏松症、拟定治疗方案、观察和评估治疗效果、改善预后，具有重要的价值和意义。早期采用的测定 BMD 方法主要包括放射影像分析法、光密度分析法与单光子吸收分析法等，一般应用于肢体骨皮质密度测定。目前，应用于临床的双光子吸收分析法和定量 CT，主要测量轴心骨密度。

（一）放射影像分析法

这类方法应用于临床较早，属于传统方法，用于进行单纯骨皮质测量，主要有 3 种方法：①将两侧骨皮质的厚度相加，用来作为骨骼质量的测量指标。②将两侧骨皮质的厚度相加，再除以骨宽度，作为骨密度测定的指标。③以测量所得的骨宽度作为骨截位直径，计算骨截面的面积，这样测得的骨皮质厚度减去骨宽度所得差值为骨松质直径，以此计算骨松质面积。然后用骨截面的面积减去骨松质面积，就可算出骨皮质面积；最后用骨皮质面积除以骨截面面积，所得的数值即为骨密度。临床上一般取左第 2 掌骨干的中点位置进行测量。应用这一方法，可对同一位患者做定期检查，具有实用、易行的优点，尤其适用于中小型医院。

（二）光密度分析法

光密度分析法又称为放射性密度分析法。为利用 X 线胶片、X 线源及标准模型进行骨皮质测量的定量分析方法。如操作者具有丰富的经验，此法比单纯骨皮质测量方法更加灵敏。

（三）单光子吸收分析法（SPA）

SPA 利用 γ 射线束经过被测定骨质，计算被骨组织所吸收的量，通过电子设备显示其测定结果。一般取桡骨远端干骺端或桡骨干中部进行测量。测量时为消除个体软组织的干扰或影响，需要配合水浴。测量结果主要说明外周管形骨皮质状态，用来评价全身骨骼整体状态时可靠性稍差。因为代谢性疾病主要对骨松质产生影响，这就使 SPA 的诊断作用受到严格限制。

（四）双光子吸收分析法（DPA）

DPA 使用两种具有不同能量的射线进行测量，原理类似于 SPA。此法用于检测中轴骨或整个骨骼的骨松质及骨密质含量，多取股骨近端和腰椎部位，外周骨也可以应用此法。

（五）双能 X 线吸收测定法（DXA）

这一方法的基础研究早在 20 世纪 80 年代就已开始，不过运用于临床测定是近些年的事情（2011 年）。DXA 测定原理是将由 X 射线球管发出的 X 射线，经过吸收过滤，分为 2 种电子能量高低不同 (40keV、70 ~ 80keV) 的射线，借以测定 BMD 和骨矿物质含量（BMC）。DXA 的检测原理与上述 DPA 检测原理类似，区别只在于 DXA 的辐射光源是 X 射线，采用 X 射线射频滤波或 X 射线发生器直接辐射，具有不同能量的射线束。

DXA 比 DPA 具有更多优点，这是由于 X 射线球管可以辐射出更多光子流，从而缩短扫描时间，使图像更清晰，这就在精确性和准确性上得到了提升，使测量结果更准确；DXA 也没有核素衰变问题。因此，目前 DXA 在临床上已成为测定骨密度的金标准。自从 DPA 应用于临床后，出现了逐渐代替 DXA 的趋势。

（六）定量 CT（QCT）

QCT 能提供精确的三维解剖定位，以分辨骨皮质以及骨松质，由此测定三维单位体积内的骨矿物质含量。QCT 扫描在方式上有双能、单能的区别，主要取腰椎作为测量位置。不过，QCT不能用于股骨近端的测量。而体积QCT技术（vQCT）则是对QCT的扩展，使之可用于对股骨近端的骨密质及骨小梁测量。外周CT（pQCT）一般应用在末端骨骼系统测量，如测量其骨密度、骨矿物质含量，使用方便，具有广泛的临床应用价值。

另外，还有康普顿散射、定量超声、中子活化分析等测量方法。不过，目前这些方法仅在医疗研究中心使用，临床应用受技术复杂与费用昂贵等多种因素限制。

三、临床表现

（一）主要症状

1.疼痛

此为最常见的临床症状，疼痛多较轻但持续，有时程度剧烈并可持续数周。患者全身或腰背酸痛，多见背痛，常出现于胸段及下腰段。疼痛程度一般与骨质疏松程度成正相关，体位改变、登楼以及震动等增加负荷可使疼痛加重。此症状可使患者活动受限，严重者起坐、翻身及行走等均有困难。

2.脊柱畸形

严重者可发生身高缩短和驼背。当椎体出现压缩性骨折时，可引起胸廓畸形，对腹部产生压力而导致心肺功能出现异常。

3.压缩性骨折

压缩性骨折又称为脆性骨折，指在日常生活中患者由于受轻微外力作用，甚至没有外力作用，即可发生骨折。一般见于尺骨远端、肱骨近端、桡骨、胸部、髋部与脊椎等处，腰椎压缩性骨折、髋部骨折、桡骨远端骨折为本病最常发生的3种骨折。随骨质疏松的发展,可产生压缩性骨折。当椎体产生压缩性骨折后,该部位立即出现急性锐痛,常无明显外伤史,可发生在咳嗽或打喷嚏后,不给予特殊治疗3 ~ 4周后也可逐渐缓解。部分骨质疏松较轻患者常无症状,偶尔拍骨X线片而发现椎体压缩性骨折。

而全身无力,同时感受到背部深层位置广泛的慢性锐痛,则是另一类临床表现。这类疼痛的诱发原因多为椎体后突、脊柱侧凸、椎体压缩性骨折等,骨折位置多在尺骨和桡骨的远端、椎体及股骨颈等。椎体压缩性骨折不仅使身高缩短,还可使胸椎后突更为严重,这就使髂嵴与肋弓的距离也缩短。由于疼痛以及胸廓畸形,患者的呼吸幅度显著缩小,限制了肺部的气体交换,患者胸廓的畸形对心脏功能也会造成不良影响。四肢有时会出现酸痛,但多无明显的临床表现。不过,如发生长骨骨折,将导致患部疼痛。

(二)辅助检查

X线检查可在腰椎、胸椎等处看到明显的骨质疏松表现,腰椎、胸椎的骨质疏松表现最为显著。有的椎体塌陷,呈鱼尾样楔形变或双凹形,有的椎体被彻底压扁。X线片主要表现为骨密度减低,骨小梁减少、变细、分支消失或完全消失,尤以水平方向的脊柱骨小梁的吸收更快,残留的骨小梁稀疏排列呈栅状,进而纵行骨小梁也被吸收。

通过骨形态计量学及定量组织形态学对骨密度等进行测定,可观察到骨量和骨代谢过程中的异常变化。目前,对于骨质疏松的标准检查还是DXA检测,所得结果可作为骨质疏松症的诊断依据。建议以第1 ~ 4腰椎、中髋部与股骨颈作为测定位置。

四、诊断

(一)诊断要点

老年人及绝经后女性所患原发性骨质疏松症在临床上最为常见,比较而言,继发性骨质疏松症相对较为少见。据患者典型临床表现以及辅助检查的结果,做出诊断并不困难。DXA 测定是临床上诊断本病的金标准,在 DXA 测定后需计算 T 值:T 值 =(测定值 - 同性别种族正常成人峰值骨密度)÷ 正常成人骨密度标准差。正常者的 T 值应≥ -1;-2.5 < T 值< -1 时,可判定为骨量低下;如 T 值≤ -2.5,即可做出骨质疏松症的诊断。

(二)鉴别诊断

1. 原发性甲状旁腺功能亢进症

这是由甲状旁腺疾病如甲状旁腺增生肥大、甲状旁腺腺瘤以及腺癌等,造成甲状旁腺激素分泌过多而导致的疾病,常见于 50 岁以上。骨关节疼痛为此病临床上的主要表现,初起时一般为腰腿痛,然后渐渐扩展到全身,患者活动常受限。重症患者可发生头颅变形、驼背、脊柱侧凸、四肢骨变细及鸡胸等各类畸形,常常因为微小的外力作用而引起多发性、病理性骨折。X 线检查可显示弥漫性骨质疏松、骨囊性变、骨膜下骨吸收和骨巨细胞瘤等。

2. 骨软化症

骨质疏松的特点是残存的骨组织仍有正常的钙化,而骨基质也不增多,矿物质与有机基质仍保持正常比例,这一特点与骨软化症不同。后者表现为钙化过程发生障碍,但有机基质过剩,故二者比例显著增大。骨软化症主要临床表现为腰背部疼痛和下肢疼痛,骨盆、肋骨、棘突、胫骨等部位压痛明显,通过 X 线片较难与骨质疏松进行鉴别。况且，骨质疏松与骨软化可同时存在，最后确诊往往需依靠活组织检查。

3. 成骨不全

这是一组以骨骼脆性增加及胶原代谢紊乱为特征的结缔组织病，病变不仅限于骨骼，还常累及其他结缔组织，如眼、耳、皮肤、牙齿等，并可见蓝巩膜、耳聋及门齿不齐等。同时还应排除肝脏疾病、肾脏疾病、酒精中毒以及类固醇激素所致疾患。

4. 多发性骨髓瘤

主要表现为全身疼痛，以腰背部及胸廓、骨盆等部位疼痛为主，活动或负重时加剧，卧床时减轻。X 线检查常见骨质疏松、弥漫性骨质破坏等。诊断主要靠免疫学检查及骨髓穿刺。

五、治疗

（一）药物治疗

1. 营养补充剂

（1）补充钙剂。根据中国营养学会推荐，成年人每日钙的推荐摄入量为 800mg，老年人与绝经后女性为 1000mg。而根据调查，在我国，老年人每日从饮食中摄入的钙量仅有约 400mg。因此，老年人每日应增加补充的钙量为 550 ~ 650mg。

（2）补充维生素 D。补钙的同时，还需补充维生素 D，因为钙的吸收依赖维生素 D。中国营养学会推荐的成人剂量是每日 200IU，老年人为每日 400 ~ 800IU。骨质疏松患者的治疗剂量可采用 800 ~ 1200IU。为使老年人跌倒骨折风险减少，其血清中 25- 羟维生素 D 的含量应大于 75nmol/L。对于血、尿中的钙含量，应进行定期检测，以便酌情调整所给剂量。不过，若患者伴有肾结石或尿钙高，就要慎补维生素 D 和钙。

建议补充活性维生素 D，包括 1，25- 双羟维生素 D 及 1α- 羟维生素 D，其更适用于肾功能不全者、1α- 羟化酶缺乏患者和老年人。在使用期间，应定期检测血钙和尿钙水平。这 2 种活性维生素 D 用于骨质疏松症治疗时，都可以与其他抗骨质疏松药联用。

（3）补充维生素 K_2，即四烯甲萘醌。在餐后口服。服华法林的患者禁用本药。

2. 治疗性药物

治疗骨质疏松症，单用钙剂无法达到临床治疗目的，可采用钙剂以外的药物进行治疗。可按照骨密度来确定用药适应证及剂量：① $-2.5 < T < -1.0$，同时至少存在一项骨质疏松症的患病危险因素，可视为骨量减少，适合用药。② $T \leqslant -2.5$，可确诊为骨质疏松症，需要用药，尤其曾发生脆性骨折者。

如无法检测骨密度，有下述情况者，也应该使用药物进行治疗：①曾出现脆性骨折者。②用骨质疏松性骨折风险预测简易工具（FRAX）进行计算，计算结果某一重要部位的骨质疏松症性骨折出现概率 ≥ 20%，或者髋部骨折发生概率 ≥ 3%。③用亚洲人骨质疏松自我筛查工具（OSTA）评分，存在高风险者。

（1）抗骨骼吸收药物。①双膦酸盐。可选用利塞膦酸钠、唑来膦酸钠及阿仑膦酸钠等。②降钙素。较适合伴有疼痛症状的骨质疏松症患者，但这一类药不适合长期应用。可选鲑鱼降钙素肌肉或皮下注射，根据患者病情 2 ~ 5 次 / 周；也可采用鲑鱼降钙素鼻喷雾剂。还可选用鳗鱼降钙素肌肉注射。

（2）促骨骼形成药物。可使用甲状旁腺素肌肉注射，治疗时段应控制在2年以内。用药时应定期监测血钙水平，以防止发生高钙血症。

（3）锶盐。口服雷奈酸锶，宜在睡前服用。肌酐清除率（Ccr）小于30mL/min的患者不宜使用。

（4）选择性雌激素受体调节剂。此类药物仅适用于女性患者。适合有潮热、出汗等绝经期症状，以及患有骨质疏松症或存在患骨质疏松症危险因素者。建议在绝经早期就开始使用，这样可让药物的风险较小、使用效果较好。此类药物除治疗骨质疏松症外，还可降低雌激素受体阳性浸润性乳腺癌的发生率，同时不会增加罹患子宫内膜增生和内膜癌的风险。选择性雌激素受体调节剂的禁忌证包括：①原因不明的阴道出血、血栓病、结缔组织病、雌激素依赖性癌症（如子宫内膜癌、乳腺癌）与活动性肝病等，为此类药物的绝对禁忌证。②长期卧床或久坐形成血栓倾向或曾有静脉血栓栓塞的患者，应禁用雷洛昔芬。③胆囊疾病、子宫肌瘤、垂体催乳素腺瘤、子宫内膜异位症及有乳腺癌家族史的患者应慎用此类药物。

另外，没有做子宫切除的患者，用雌激素治疗时应加用适量孕激素，以减少雌激素对子宫内膜造成的刺激作用。已切除子宫的患者，可仅使用雌激素，不使用孕激素。此类药物的剂型选择、疗程、用法与用量等，均应个体化，根据患者疾病的情况用药。治疗时注意选择最低有效剂量，并对患者进行定期随访，还要针对乳腺、子宫等做日常安全性监测。

（二）手术治疗

1.微创手术

微创手术止痛的效果明显，适用于无神经根和脊髓症状以及疼痛重、新出现的椎体压缩性骨折。近些年应用在临床上的后凸成形术和经皮椎体成形术,成为脊柱骨病(包括脊柱骨质疏松)治疗的新发展发向。

2. 针对严重的骨折

(1)粉碎性骨折。对于老年患者,如果骨折发生于桡骨、尺骨远端,大多数为粉碎性骨折,常会对关节面造成损伤。愈合以后多有畸形,使手指和腕关节的功能受到损害。治疗时一般用手法复位,以石膏、夹板或外固定器做固定。有些粉碎性骨折情况不稳定,可进行手术治疗。

(2)髋部骨折。髋部的骨折容易出现并发症,如下肢静脉血栓、肺炎、泌尿系统感染及褥疮等,而且致残率、致畸率、致死率也比较高。这类患者一般康复较慢,愈合率较低而骨坏死率较高。可采用内、外固定器,或是应用人工关节置换术进行治疗,也可用非手术方法进行保守治疗。

(三)康复与预防

1. 康复措施

(1)建立健康的生活方式,培养健康的生活习惯,忌烟酒。避免使用影响骨骼代谢的药物。

(2)进行低盐、富钙、蛋白质适量的均衡饮食。

(3)坚持适宜的户外活动,通过康复治疗及适当的体育锻炼促进骨骼健康。

(4)平时注意采取措施以防跌倒,加强自身的安全保护(如配备关节保护器等)。留意防范可能增加跌倒风险的药物及疾病。

2. 日常预防

预防骨质疏松应从青少年做起,培养运动习惯、补充充分的钙。还要注意防治各类易导致骨质疏松的疾病:①各种可引起吸收与营养不良的疾病。②慢性消耗性疾病。③可影响青少年生长发育的各类内分泌和代谢疾病。④对性腺正常功能有不良影响的疾病。⑤还需注意不要长期使用对骨骼代谢造成损害的药物。

按上述方法进行预防,就能够获得更高的峰值骨量,使成年以后罹患本病的风险大大降低。进入 30 岁以后,本病的主要预防方法就是补充钙剂。成年人应该尽量减少骨量的丢失程度,降低骨量的丢失速度;绝经后女性可尽早地给予雌激素,或根据病情补充雌孕激素联合制剂。对于患者来说,尤其应注意,钙剂虽是辅助治疗的基本措施,却不能作为治疗骨质疏松症的单一手段。患者还需注意预防骨折,避开各种可造成骨折的危险因素。

(四)预后

本病给患者及其家庭带来经济上的沉重负担,疼痛则降低了患者的生活质量。骨质疏松症引起的骨折、脊柱变形等可致患者的活动受限,甚至引起残疾,使患者生活无法自理。褥疮、肺部感染发生率升高,增加了患者的死亡率。因此,应积极地进行预防和治疗,改善患者预后。控制和治疗导致本病的原发性疾病也是影响预后的一个重要因素,而对造成骨质疏松的各种危险因素,则应采取措施给予消除或控制。避免发生骨折,对于骨质疏松症预后的好坏,也是一个重要因素。

第四节　股骨头坏死

一、病因与分类

股骨头坏死是股骨头血液供应障碍造成的。股骨头血供不足可影响骨代谢，最终导致骨结构改变，造成患者髋关节疼痛及活动障碍。

股骨头坏死可分为2类：①创伤性股骨头坏死，由股骨头血供突然中断造成。②非创伤性股骨头坏死，其发病是一个慢性的过程，其致病原因包括服用激素、过量摄入酒精，以及减压病、镰状细胞贫血等疾病，此外，还有一些不明原因的股骨头坏死。

二、临床表现

股骨头坏死的早期临床症状不明显，可有轻度的髋关节或膝关节持续性或间歇性的疼痛。如果双侧发生病变，疼痛可能是双侧交替出现。疼痛可于受轻微外伤、天气变化后突然加剧，经过药物或按摩后稍有缓解，但其后又反复发作。患者常有腹股沟区深压痛，股骨内旋时髋部疼痛，下肢内旋、外展活动明显受限等表现。

三、诊断与分期

根据症状、体征，以及外伤史或激素服用史、饮酒史等可做出初步判断。X 线检查是股骨头坏死的主要影像学检查方法，但早期 X 线征象不明显，可能需要借助 CT、MRI，甚至关节镜等检查。X 线片表现为“新月征”，即在股骨头负重区关节软骨下骨质中，可见 1~2cm 宽的弧形透明带。这一征象在股骨头坏死的诊断中有重要意义。CT 检查能够在早期发现微小病灶，且能够判断是否存在股骨头塌陷以及塌陷范围，这可以为治疗方案的选择提供重要参考。MRI 检查的 T1WI 表现为带状低信号，T2WI 表现为“双线征”，外侧增生的硬化骨质显示为低信号，内侧的肉芽组织显示为高信号。

2019 年，国际骨微循环研究协会（ARCO）发表了新版 ONFH 分期，该标准简明实用，广泛应用于临床。ARCO 将股骨头坏死分为 4 期：Ⅰ期 X 线片正常，MRI 显示带状低信号包绕坏死区，骨扫描中有冷区；Ⅱ期 X 线片和 MRI 均异常，有骨硬化、局灶性骨质疏松或股骨头囊性变等细微表现，无软骨下或坏死区骨折、股骨头塌陷；Ⅲ期为 X 线片或 CT 显示软骨下骨折，其中股骨头塌陷≤ 2mm 为ⅢA 期，股骨头塌陷 >2mm 为ⅢB 期；Ⅳ期 X 线片有骨关节炎表现，如关节间隙变窄、髋臼改变和关节破坏。

四、治疗

（一）非手术治疗

非手术疗法的主要目的是预防股骨头塌陷，尽可能地改善或保持现有血液供应，防止病情发展。此方法较适用于年轻患者，其自身修复功能较强。

常用的非手术治疗主要包括以下几种。

1. 避免负重

减轻病变侧的髋负重可有效避免股骨头塌陷，减轻疼痛，改善髋关节功能。单侧病变者可使用拐杖辅助行走、戴坐骨支架等；双侧病变者应卧床或使用轮椅。同时应注意避免进行对抗性及撞击性活动。虽然不能单纯依靠限制负重来治愈股骨头坏死，但它在整个治疗过程中可作为一种辅助手段，结合其他治疗方法，如接受手术治疗的患者，建议术后拄拐 3 个月，根据术后复查情况逐渐脱拐。

2. 药物治疗

常用药物包括抑制破骨细胞功能和促进成骨细胞功能的药物，如磷酸盐类药物以及有抗凝、降脂、扩张血管、促进纤溶等作用的药物。药物治疗可单独应用，也可配合其他疗法。

3. 中医药治疗

中医药治疗强调早期诊断、病证结合、辨证论治。常用具有活血化瘀、补肾健骨等作用的中药治疗，以预防塌陷、促进坏死修复。手术后使用中医药治疗，有利于提高手术效果。

4. 物理治疗

物理治疗包括体外震波、电磁场、高压氧等。体外震波技术可促进细胞因子释放、干细胞激活和血管生成，对早期股骨头坏死疗效明显，可缓解疼痛，提高髋关节活动度，减轻骨髓水肿。高压氧技术可提高体内血氧分压，促进成骨修复与新生血管形成，改善股骨头局部血运，从而促进骨修复，减轻患者的疼痛症状。

（二）手术治疗

1. 髓芯减压术

髓芯减压术能够减轻静脉充血及骨内压力，改善坏死区域的血液循环，延缓塌陷进程，缓解疼痛和改善髋关节功能。ARCO 分期Ⅰ～Ⅱ期可选择髓芯减压术。髓芯减压术主要分为细针多孔钻孔减压术和粗通道髓芯减压术。细针钻孔减压术的孔道直径为 3mm、3.5mm 或 4mm，粗通道髓芯减压术的孔道直径则要大于 6mm。

2. 植骨术

植骨术包括不带血运的骨移植术和带血运的自体骨移植术。

不带血运的骨移植术主要目的仍是减压。常用术式有经股骨转子减压植骨术、经股骨头颈灯泡状减压植骨术等。常用植骨方法有压紧植骨、支撑植骨等。植骨材料包括自体骨密质和松质骨、异体骨、骨替代材料。

带血运的自体骨移植术的植骨材料通常为髋周带血管蒂骨瓣及带血管蒂的游离腓骨，以髋周骨瓣移植多见，其又可根据移植来源及所带的血管蒂分为多个类型。这种术式适用于 ARCO 分期 Ⅱ ~ ⅢB 期的患者。

3. 截骨术

截骨术的目的是将坏死区移出股骨头负重区，以减轻疼痛、增大关节间隙、防止进一步塌陷。截骨术包括内翻或外翻截骨、经股骨转子旋转截骨，以及经外科脱位入路股骨颈基底部旋转截骨等。截骨后需要进行内固定，因此可能会影响康复后的旋转动作。此外，坏死范围过大的患者不宜进行此手术。

4. 人工关节置换术

股骨头塌陷较重，ARCO 分期在ⅢB~ Ⅳ期、出现关节功能严重丧失或中度以上疼痛，应选择人工关节置换术。人工关节置换术可分为半髋关节置换术和全髋关节置换术。置换的人工关节根据材质可分为骨水泥型、非骨水泥型及混合型，一般来说，非骨水泥型及混合型的远期疗效要优于骨水泥型。需要注意的是，人工关节置换术后可能会出现一些并发症，如感染、假体松动或脱位、长短腿等，应注意预防，发生并发症后应及时就医。

（三）康复

康复训练有助于防止患者肌肉萎缩，更好地恢复功能。康复训练前，应对患者的病情、治疗效果和恢复情况进行全面评估，再制订康复训练计划。训练计划制订原则为由轻到重、由少到多、循序渐进，既要注重关节活动度训练，也要注重肌肉力量及负重训练。

股骨头坏死患者康复过程中应注意：①应控制皮质类固醇药物的使用，这不仅是股骨头坏死的病因之一，还会增加感染的风险。有相关基础疾病的患者可考虑替换应用其他药物，如确需使用激素类药物，应注意加强监测，预防感染及髋关节恢复不良。②骨质疏松症可增加髋臼及股骨骨折的风险，应注意病情监测，适当补充钙剂及维生素 D，并预防跌倒等事件的发生。③激素性股骨头坏死、酒精性股骨头坏死可能使病变股骨头周围及其他部位的骨质受损，应注意限制激素及酒精的摄入。

第五章　运动系统劳损

第一节　软组织劳损

一、肩关节周围炎

本病通常称为“肩周炎”“凝肩”或“冻结肩”，为肩周肌肉、滑囊、关节囊及肌腱的慢性损伤性炎症。属于骨科门诊常见病，病程较长，多见于中老年女性。

（一）病因与分类

本病病因迄今未明，而滑膜炎和关节囊纤维化，在肩周炎发病中起着极重要作用。临床上按致病原因，将本病分为以下两类。

1. 肩部因素

（1）激发本病的主要肩部因素为可造成慢性损伤的习惯和动作，如生活或工作中的不良姿势、长期活动过度等。

（2）急性肩部损伤如牵拉伤、挫伤后进行了不适当的治疗。

（3）上肢受外部损伤后，对肩部进行了长久的固定，引起肩周组织出现粘连和萎缩。

（4）本病一般出现在超过 40 岁的中老年人群，软组织发生退行性变，身体承受各类外力和损伤的能力减弱。此为本病的基本致病因素。

2. 肩外因素

有些肺部、心血管、胆道系统疾病以及颈椎病等，可在肩部引起牵涉痛。当这类疾病长期存在时，就成为原发性疾病，引起持续性的肩部肌肉缺血、痉挛，渐渐出现炎症性病理改变，导致肩周炎。

（二）临床表现

本病女性较男性常见，患者一般是中老年人。由于长期慢性的肩部损伤，导致关节内部及外部发生粘连，在临床上出现肩关节活动障碍、功能受限等，以及活动肩部时有疼痛。患病部位左侧较右侧多，也有两侧肩部先后发病者。这类退行性病理改变，形成了肩周炎的特征性临床表现。

1. 症状

（1）早期。本病起病缓慢，渐渐发生肩部特定部位疼痛，其出现与姿势和动作存在明显关联。肩痛同时伴有活动障碍，有时夜间痛，患侧不能侧卧。疼痛可放散到颈部、上臂和前臂。肩关节外展、前屈、后伸、旋转受限，患侧手掌不能扪及对侧肩胛骨，不能梳头；沿结节间沟或肩峰下有明显局限压痛。

（2）发展期。随着疾病过程的延续，疼痛涉及的部位也会扩展至牵涉上臂中段位置，并使肩关节的活动受到限制。当患者想扩大活动范围时，就会出现强烈的锐痛，难以忍受。本阶段的初期，患者还能指明疼痛位置，此后因疼痛范围扩展，患者觉得疼痛是从肱骨部位传来的。

（3）后期。肩痛症状更加严重，患者无法进行脱衣和穿衣的动作，各个方向的肩关节活动均受到限制，肩关节微微外展或肩部受触碰就会觉得剧烈疼痛。病程长时，上臂、前臂及肩部肌肉可出现萎缩。

2. 体征

本病体检相应部位的压痛比较明显，如三角肌的前、后缘，肱二头肌短、长头肌腱部位及冈上肌腱等。常有斜方肌痉挛，三角肌见轻度萎缩。肩关节活动受限，最显著的是外展、后伸、外旋，少部分患者内旋、内收等也受限，一般前屈受限较不明显。

3. X 线检查

早期 X 线片显示肩关节无异常。骨质疏松多为晚期表现，这时关节间隙见轻微狭窄，肱骨头出现上移。除经过较长病程的患者 X 线片显示肩部有骨质疏松之外，患者年龄较大时，也可见肩部存在骨质疏松。这两类患者常有肩峰下滑囊炎及冈上肌腱钙化。

借助 X 线检查，还可进行鉴别诊断。临床上需与肩周炎鉴别的疾病有颈椎病、肩部肿瘤、肩关节脱位、肩关节结核、肱骨上端肿瘤、陈旧性骨折等肩关节或骨关节疾病。

（三）诊断与鉴别诊断

根据患者病史、临床表现及相关检查，多可做出诊断，但应与相应疾病鉴别。现重点叙述颈椎病、肩部肿瘤的鉴别诊断。

1. 颈椎病

在颈椎病中，神经根型病例的 C_5 神经根可能会受病灶刺激，导致出现肩部疼痛症状。疼痛又可引起肌肉痉挛，如长久不愈，将出现损伤性慢性肩部炎症，罹患继发性肩周炎。鉴别要点：①颈椎病的头颈部体征较肩周炎更多。②颈椎病较少出现单根神经受损，患者存在相应神经定位体征，并发生手部和前臂的根性疼痛。

2. 肩部肿瘤

此类病例无法用将患肢固定的办法减轻和消除疼痛，而且患者疼痛呈进行性加剧，还可伴有轴向叩击痛。对于疑似肩部肿瘤的患者，需进行 X 线检查，做出进一步的判断。

（四）治疗

1. 保守治疗

肩周炎一般采用保守治疗，不用手术即可治愈，药物镇痛是主要治疗方法。还可采用结节间沟封闭的方法进行治疗，在结节间沟注射 1% 的普鲁卡因 5 ~ 10mL、泼尼松 25mg 进行局部封闭，每周注射 1 次，以 3 次治疗为 1 个疗程。

同时，患者还应采用功能锻炼、理疗、热敷等进行康复治疗。尤其应重视功能锻炼，如外展、外旋、内收、内旋、后伸与前屈等主动运动；功能锻炼应循序渐进，并要坚持不懈。

2. 手术治疗

有些患者病情严重，长久采用保守治疗而无显著效果时应选择手术治疗。

（1）喙肩韧带切断术。此法可使上臂外旋与外展功能获得改善。

（2）肩峰成形术。将肱二头肌的长头肌腱从关节盂起点位置切除，将其远端固定于结节间沟，完成肩峰成形术。

3. 注意事项

（1）在进行肩周炎综合治疗的过程中，尤其要注意加强功能锻炼，并长期坚持，这对于疾病不留后遗症具有重要作用。因此，无论症状轻重及病程长短，患者每天都应进行主动的肩关节活动。在进行活动时，以不导致剧痛为限度。

（2）被动活动可做按摩，但手法应轻柔，不得暴力扳拉，以防关节囊、肌腱损伤或骨折。

（3）早期可给予理疗、适度的推拿按摩以及针灸治疗等，可改善患者的症状。在早期阶段，患者也可在家中自己或在家人协助下进行理疗。

（4）由肩外因素所引起的肩周炎，除进行局部治疗之外，还应该对原发性疾病进行治疗。

（5）如果痛点局限，可在局部进行醋酸泼尼松龙注射，此法可显著缓解疼痛。

（6）如患者因疼痛持续而在夜间难以入眠时，可在短期内口服非甾体抗炎药，还可同时适量口服肌肉松弛剂。

（7）手术后须坚持对肩关节功能进行锻炼，辅以理疗等康复治疗。

（8）本病有其自身的自然病程，大多数患者可在1年左右自愈。但如不配合治疗、不进行功能锻炼，即使自愈后也很有可能遗留程度不同的功能障碍。

二、狭窄性腱鞘炎

本病好发于经常使用腕部及手指握力者，如管弦乐器演奏家、家庭妇女等。在手指为指屈肌腱鞘炎；在腕部常是拇长展肌和拇短伸肌腱鞘炎，或称桡骨茎突狭窄性腱鞘炎。

（一）解剖概述

腕部骨骼的骨面肌沟与覆盖其上坚韧的支持带，构成骨纤维隧道，弹性很小，被称为腕管。此隧道可使其间的肌腱在活动时不滑向两侧。肌腱被腱鞘包绕，正常生理状态下腱鞘里面存在着少量的滑液，可减轻因肌腱活动带来的摩擦。经过腕管的腱鞘，其近侧与远侧边缘较硬，腱鞘在掌指关节位置存在明显增厚（环状韧带）。手部与腕部的肌腱在骨面肌沟内活动，如在此部位发生过度和长期的用力摩擦，就会导致腱鞘及肌腱发生慢性损伤性炎症，引起局部增厚、水肿，肌腱受到慢性炎症部位的挤压将出现疼痛症状。腱鞘支持带位置的长期压力,进一步加重了肌腱的增生、水肿,使之呈葫芦状增大,增厚的肌腱经过狭窄的腱鞘时就会出现弹响、交锁等表现。腕管部位的腱鞘缺少弹性又较为坚韧,且存在水肿、增生,对肌腱形成卡压,故本病称作腱鞘炎或狭窄性腱鞘炎。

而在四肢肌腱部位,凡经过骨纤维隧道处者,均可发生腱鞘炎,如肱二头肌长头腱鞘炎、拇长伸肌和指总伸肌腱鞘炎、腓骨长短肌腱鞘炎、指屈肌腱腱鞘炎、拇长屈肌腱鞘炎、拇长展肌及拇短伸肌腱鞘炎等。

(二)临床表现

1. 手部腱鞘炎

手部腱鞘炎又称为弹响指或扳机指,为发生在手部最常见的一种狭窄性腱鞘炎,好发于长期、快速及用力使用手指和腕部的人。在手指常发生指屈肌腱鞘炎。本病起病缓慢,患指疼痛,伸屈活动受限,常交锁于屈曲位,需以另一只手扳直,此时可发生清脆的弹响声。如在拇指则为拇长屈肌腱鞘炎,又称弹响拇。

弹响拇等手部腱鞘炎缓慢起病。开始阶段,患者手指晨起时出现疼痛、僵硬,慢慢活动以后症状很快消失。随着病情的进展,渐渐产生弹响症状,患者疼痛明显,严重时患指难以活动,呈屈曲状态。在各手指中,以中指、环指患病较多,示指、拇指其次,患病最少的是小指。患者主诉疼痛不位于掌指关节,而多在指间关节的近侧。

体检时可触及大小如黄豆的结节,触之有压痛,位置在手掌横纹远侧深处的掌骨头。当患者的患指伸、屈时,可有弹拨现象,患者觉得弹响产生在结节位置;屈肌腱移动时,结节随之上下移动。儿童拇长屈肌腱鞘炎患者多患双侧性屈肌腱鞘炎,掌指关节部位的皮下可触到结节,有压痛;拇指屈伸时出现弹响,有时指间关节在屈曲位置交锁。

2. 腕部腱鞘炎

腕部腱鞘炎指出现于腕部的拇短伸肌和拇长展肌腱鞘炎。过去插秧季节多见急性发病患者,通常被称为"秧手",主要症状为患病部位疼痛、红肿。本病一般发病缓慢,患病腕关节桡侧出现疼痛,患者提物及抓握无力,症状持续加重。体检时发现桡骨茎突远侧或表面压痛明显,为局限性疼痛;有时触到一个硬结节,豌豆大小,触之存在压痛。皮肤未见炎症。

患者握拳尺偏试验阳性。可在腕部发生疼痛时,做握拳尺偏试验:患者拇指屈曲,再做握拳动作,四指紧握在拇指之上,手腕微微尺偏,握拳尺偏试验阳性者此时桡骨茎突位置将产生剧痛。

(三)治疗

1. 非手术治疗

局部制动,腱鞘内注射醋酸泼尼松龙,常产生较好疗效。早期经局部制动、热敷理疗多能迅速自愈。晚期出现结节,还可于远侧或近侧进针,刺入肌腱与腱鞘韧带间,注射醋酸氢化可的松 0.5mL(12.5mg),每周 1 次,共 3 ~ 4 次,疗效较好。

2. 手术治疗

非手术治疗无效时可进行手术切除,以达到彻底解除狭窄的目的。但如仅进行狭窄处切开,有时会发生再粘连而使症状复发。

(1)指屈肌腱部位。在局麻下,采用通过远侧掌横纹(掌骨头部)的L形切口,皮下纵行钝性分离,避免损伤两旁的指神经及动脉,显露指鞘支持带(环状韧带),纵行切断,屈伸患指时肌腱活动无障碍、弹响消失后,缝合皮肤。

(2)桡骨茎突部位。局麻后,做皮肤横切口,长度约 1.5cm,皮下组织用血管钳纵行钝性分离，避免损伤桡神经浅支，暴露支持带（腕背韧带）并纵行切断，完全松解拇长展肌腱和拇短伸肌腱，检查两腱活动无障碍，即可缝合皮肤。

（3）小儿先天性狭窄性腱鞘炎保守治疗通常无效，应进行手术治疗。

三、腱鞘囊肿

本病是指关节囊以及关节附近部位韧带、肌腱、腱鞘等出现的囊性肿块，属于良性肿块。临床上现在将发生在肌腱、腱鞘的囊肿称作腱鞘囊肿；也将出现在手部、足部小关节位置的滑膜疝称作腱鞘囊肿，如腕背位置的舟月关节、足背位置的跗横关节等。对于人体大关节囊性疝，则另有命名，如膝关节后侧的囊性疝出被称作腘窝囊肿（Baker 囊肿）。

（一）临床表现

本病以女性和青少年多见。腕背、腕掌侧桡侧屈腕肌腱及足背发病率最高。病变部位出现一缓慢长大的包块，较小时无症状，长大到一定程度时，活动关节有酸胀感。

检查发现 0.5 ~ 2.5cm 圆形或椭圆形包块，表面光滑，不与皮肤粘连。因囊内液体充盈而张力较大，扪之如硬橡皮样的实质性感觉。囊颈较小者略可推动；囊颈较大者不易推动，易被误认是骨性包块。压迫感强的包块还有酸胀痛，用 9 号针头穿刺可抽出透明胶冻状物。

（二）治疗

腱鞘囊肿有的可被挤压破裂而自愈。临床治疗方法较多，主要分为以下两类。

（1）非手术治疗。治疗原理是使囊内容物排出，然后在囊内注入类固醇类药物，并加压包扎，使囊腔粘连而消失。

（2）手术治疗。手指腱鞘囊肿一般较小，穿刺困难。其他部位多次复发的腱鞘囊肿，一般都可手术切除。

四、肱骨外上髁炎

肱骨外上髁炎指的是发生在肱骨伸肌总腱起始点周围位置以及肱骨外上髁部位的一种损伤性慢性炎症。由于过去网球运动员容易出现这类损伤，本病又名“网球肘”。

（一）临床表现

从事特殊职业、工种者，逐渐出现肘关节外侧痛，而在用力握拳、伸腕时加重，以致不能持物。检查时，仅在肱骨外上髁、桡骨头及二者之间，有局限性、极敏锐的压痛。患者皮肤无炎症，肘关节活动不受影响。

可用伸肌腱牵拉试验（Mills 试验）进行检查，方法为：伸肘、握拳、屈腕，然后前臂旋前。如此时肘外侧出现疼痛，则为阳性。有时疼痛可牵涉至前臂伸肌中上部。

（二）治疗要点

1. 非手术治疗

（1）限制腕关节活动，尤其是限制用力握拳伸腕动作。为治疗和预防复发的基本措施。

（2）压痛点注射醋酸泼尼松龙 1mL 和 2% 利多卡因 1 ~ 2mL 的混合液。

（3）适当减少运动量，同时在桡骨头下方伸肌上捆扎弹力保护带，减少腱起点处应力。

2. 手术治疗

非手术治疗对绝大多数患者有效，故少有需手术治疗者。早期治疗不当，病程长且症状顽固者，可进行伸肌总腱起点松解术或卡压神经血管束切除术。

第二节　退行性骨关节病

本病是一种常见的关节部位慢性疾病，又称为退行性关节炎、增生性关节炎或退行性骨关节病等。其特征是关节软骨发生原发性或继发性退行性变，以及骨质增生。

一、病理与分类

（一）病理变化

下述病理变化，可互为因果，导致恶性循环。

1.关节软骨

变性是关节软骨最早也是最重要的病理变化。表现为关节软骨局部发生软化、糜烂，最后软骨下骨外露，失去正常弹性。软骨表面变得淡黄且粗糙，深层出现裂隙。本病可引起关节面出现生物应力不平衡。这是因为在关节磨损部位，如磨损较少，其外围的软骨面也会发生肥大、增生，使关节边缘位置出现软骨圈，经骨化后产生骨赘；而在关节受到严重磨损的部位，形成关节间隙狭窄，软骨下骨外露。

2.软骨下骨

由于中央处承担了最大应力与摩擦力，造成软骨下骨的密度增加，形成硬化面，质似象牙。而在周边部位，则有软骨下骨质萎缩，造成囊性变及骨质疏松等病理变化。肌腱附着位置及软骨边缘存在软骨骨化现象，产生骨赘。在生物应力不断变化下，软骨下骨发生再塑形，关节因此出现变形。

3.关节囊软骨剥脱

软骨碎片附着在滑膜上，或是在滑液里漂浮，刺激关节滑囊及腱鞘的滑液膜,使之渗出较多滑液。因其中含黏蛋白多,导致滑液变得混浊而黏稠。而关节囊及附近肌肉组织,发生纤维变性,增生、变厚,对关节活动产生更多障碍。

4. 肌肉

关节周围肌肉因疼痛而长期处于保护性痉挛状态,使肌肉逐渐挛缩,关节活动减少及受限,导致纤维性僵直畸形。

(二) 分类

1. 原发性退行性骨关节病

此类关节炎在50岁以上的人群中常见,以肥胖者,尤其是女性肥胖者居多。病程表现出缓慢进展的特点,具有长期性,病理损害也表现出渐进式发展。本病的发病机制尚不清楚,其致病因素包括累积性微小损伤、软骨的营养代谢不正常、关节部位生物化学改变、应力长期缺少平衡等。一般认为,本病是全身因素及局部因素综合作用的结果。

体重超重者下肢关节过于承重劳损也易发此病。发病机制主要有下列理论。

(1)创伤。损伤是造成退行性骨关节病的重要条件之一。关节软骨具有较强的耐磨性能,但抗冲击负荷的能力差,这就易造成损伤而致病。

(2)软骨代谢不正常。表层软骨组织细胞受损,但基底层细胞出现代谢活力增强的现象。研究显示,氚标注胸腺嘧啶核苷的摄取率增高,说明存在DNA复制、合成增多的异常现象。机体修复调节机制也出现紊乱,造成代谢异常,从而引起退行性骨关节病。而人体内分泌系统又对这类调节机制具有诸多影响,由此引起软骨代谢异常。例如,生长激素可刺激软骨生长,当机体生长激素降低时,就会引起软骨的退变。又如,$^{35}SO_4^{2-}$ 在胰岛素作用下进入软骨细胞中,为黏多糖的合成提供原材料。糖尿病患者体内胰岛素水平低,因而易患退行性骨关节病。

研究还显示,雄激素可促进退行性骨关节病的发生,雌激素则不利于其发生。当然,退行性骨关节病的发生表现为一系列复杂的病理过程,任何单独发生的内分泌紊乱均不能完全说明其病变机制,实际上,多种内分泌因素均可对软骨代谢产生作用。

(3)酶对软骨基质的降解作用。退行性骨关节病常伴有滑膜炎症。实验证明,滑膜炎症可以使关节内压力升高,当关节内压上升 0.67 ~ 1.33 kPa(5 ~ 10 mmHg)时,即可阻碍滑膜静脉的血液循环,并造成氧分压下降。后者可使滑膜内层细胞所产生的酸性磷酸酶及颗粒酶含量增加。这两种酶虽是非特异性酶,但对关节软骨退行性变的作用至关重要。可以推测,当关节软骨表层有“裂痕”致使滑液进入软骨基质,消化了黏多糖中的硫酸软骨素酯链,使软骨机械性能受损害,将导致退行性骨关节病。

(4)营养改变。在探讨退行性变的机制时还必须考虑营养因素。幼年时因缺乏连续的软骨下骨板,来自骨骺的骨骺血管也可为软骨提供营养。但在成年后软骨下骨板闭合,关节软骨本身没有血管,而软骨又需要获取营养以供给细胞代谢,并排出废物,这时只能通过关节腔内的滑膜液来实现。软骨营养完全依靠滑膜液,当营养不足时,软骨细胞增殖受到影响,因而不能修复软骨缺损,使软骨功能变弱,这就会造成关节软骨退行性变。可见,任何不利于滑液循环的因素均可影响关节软骨功能,促使关节软骨变性。

(5)生物化学和物理性质的变化。软骨物理性质在很大程度上由胶原纤维和高度水合大分子黏多糖的纽结作用所决定,因而软骨中水分起着重要作用。随着年龄的增长,关节软骨的含水量逐渐降低,未成年人软骨中含水量占 80% 左右,成年人则占 65% ~ 75%。身体不同部位软骨中的水分分布也不完全一样,而且就同一处软骨而言,在软骨靠近表层位置含水量最高,软骨钙化区域附近含水量最低。软骨含水量升高是退行性骨关节病较早出现的生物化学变化。在动物退行性骨关节病实验中,在原纤维变性尚属微小,以及关节软骨无明显缺损时,即存在软骨含水量升高。这时软骨胶原网状结构遭到破坏,引起黏多糖链开放,更多地与水结合,软骨物理性能也发生了变化。

2. 继发性退行性骨关节病

这是在局部原有病变基础上发生的病理变化,可发生于任何年龄。常见原因有先天关节结构异常或畸形、后天关节面不平整或畸形、损伤或机械性磨损、关节外畸形引起的关节对合不良、半月板切除术后、关节不稳定、关节内骨折、继发于其他关节病以及医源性因素(如长期不恰当地使用糖皮质激素)等。

二、临床表现

本病原发性患者以女性居多,多在50岁以后发病,一般有多个关节出现症状,多见于颈椎、腰椎、手指、膝、髋等部位。只有少数继发性患者的关节受影响,且患者年龄较小,平均发病年龄在40岁左右。

(一)症状

本病呈逐渐发展过程,起病慢。最初多因轻度外伤以及劳累、受凉等引起关节症状,如钝痛、不适等,出现酸胀感。其后有关节摩擦痛,表现出更为严重的趋势。一般患病部位的活动将导致疼痛加重,而休息可缓解疼痛。也有部分患者晨起或者静止时发生疼痛,经轻微运动后减轻,有休息痛的典型表现;但活动过度也会出现疼痛。有时疼痛由受凉、潮湿、情绪波动、季节变化等所诱发。患者常感到关节活动不灵活、僵硬,晨起或休息后不能立即活动,需经过一定时间活动后才能解除僵硬状态,关节活动时有响声。关节处于同一位置过久时,可出现暂时性僵硬,变换姿势时疼痛。关节炎发展到一定程度,关节肿胀明显、关节内积液,浮髌试验阳性。部分患者可因增生的骨赘脱落出现关节游离体和关节交锁。发作间歇期逐年缩短，最后症状可呈持续性。无明显全身症状。

（二）体征

体检可见患病部位轻微肿胀，有时无肿胀，压痛较轻，偶见关节畸形。关节附近存在肌肉痉挛，或见肌肉萎缩，程度不一。主动或是被动活动关节时可听到咯吱声（摩擦音），触诊有摩擦感；关节活动时有部分受限，或不受限。当膝关节伴有滑膜炎时，肿胀可加重，并可出现关节内积液，膝关节浮髌试验阳性。髋关节病变时内旋患髋可加重疼痛，因内旋可使关节囊容积缩小，严重时出现关节畸形，髋关节托马斯征阳性。手指远侧指间关节病变，可见其侧方加粗，形成赫伯登结节。

（三）辅助检查

（1）血液检查。多无异常，偶有血沉快，但很少超过 30mm/h；关节液可见白细胞水平增高，偶见红细胞、软骨碎片和胶原纤维碎片。

（2）关节镜检查。可有下述异常：①滑膜绒毛变为细长羽毛状，其端部的分支混乱。出现充血、肥厚，增生显著。②可见混杂着黄色脂肪的薄膜状物，有时见白色的纤维化绒毛。③关节软骨糜烂、发黄，变得粗糙；可有骨赘形成，见骨质裸露。④膝关节退行性骨关节病病例，可有膝内翻等畸形表现，出现程度不一的半月板损坏，表现为边缘出现骨质增生、关节间隙狭窄及不对称、骨端囊性变等。

（3）X 线检查。可见关节间隙变狭窄，软骨下骨硬化，关节边缘有骨赘形成。关节面邻近的骨端松质骨内可有囊性变，关节边缘尖锐，并有骨赘形成。晚期可见骨端变形，关节表面凸凹不平，边缘骨质增生明显。软骨下骨有硬化和囊腔形成。有时可见游离体，有轻度骨质疏松和软组织肿胀。

三、治疗

(一)基本治疗

1.康复治疗

进行有计划的、必要的体育锻炼,以保持适当体重,同时还可保持或恢复关节功能,防止肌肉萎缩。尽量避免关节超负荷运动。避免受累关节再损伤。症状严重时应卧床休息,抬高患肢,可用支具或石膏托固定,以防畸形和减轻疼痛。平时也应注意休息、保护关节、避免过度活动或损伤。对儿童的各种畸形应及时矫治,认真治疗关节创伤可延缓病变进程。

物理疗法可缓解疼痛,为治疗的重要组成部分。包括用热疗、冷疗镇痛,减少僵硬。常用的热疗方法有电热垫、石蜡浴、超声透热疗法及水疗等。

2.药物治疗

(1)对于患者的疼痛症状,可给予非甾体抗炎药口服。临床上采用特异性抑制剂进行治疗,也具有镇痛效果。

(2)向关节内注射透明质酸钠,对关节软骨具有保护效果,还有良好的润滑作用。

(3)如患者炎症显著,可短期进行关节内糖皮质激素注射治疗,但需根据病情选择治疗方案,切忌过多、过度。

(4)关节腔封闭治疗,可在短期内减轻和消除病变关节的症状。而对于严重病例,应辅以热浴、热敷等物理治疗,还可适度按摩,以减轻患者的症状。

(5)中药治疗。选用具有活血化瘀作用的中药,可以缩短病程、缓解症状。可以口服中药方剂;也可以用外治法,如外敷、浸泡、熏洗等,与理疗等康复治疗相结合。

即使对于症状较轻者，仍应在药物治疗后症状缓解期进行适当的运动，避免骨质疏松和肌肉萎缩。还可进行有针对性的肌力训练，如股四头肌，以增强肌力，改善关节稳定性。

3. 关节灌洗

通过关节镜持续向关节腔注入生理盐水，并不断地吸出冲洗液，可排出炎性渗液、代谢废物、碎屑和小直径（< 2cm）游离体。还可在镜下刨削、修整不平的关节面和半月板，多适用于55岁以上的老年患者。对于髋关节而言，目前全髋置换应用较多。假体固定方式分为骨水泥型和非骨水泥型。当然，对于单发的关节严重破坏、从事体力劳动的年轻患者，关节融合术也不失为一种适当的疗法。

4. 手术治疗

对于因创伤、发育等引起的骨干畸形，或是保守治疗无效者，可争取在关节面损坏前做截骨矫正治疗。

（1）对膝内翻或外翻畸形，可做股骨髁上截骨术，或胫骨上端高位截骨术。

（2）适用于截骨手术者与晚期髋关节炎患者。

（3）对于老年患者及晚期病例，应按患者具体情况选择相应的关节置换术。

（二）局部治疗

1. 膝关节

（1）非手术治疗。肥胖者应减轻体重，以减轻膝关节负重。患者应注意适当休息，在正常工作生活范围内，尽量减少、减轻膝关节的负重。在日常生活中应注意避免或减少有害关节的动作，如尽量避免爬楼梯，上下楼梯时应扶楼梯的扶手。从坐位站起时，要用手支撑着扶手，这样可减少关节软骨负担的压力。如病情严重，还应扶手杖行走。虽然患者一般不愿意接受下肢支具，但推荐使用。如果膝关节有严重的积液，应该卧床休息，同时进行膝部理疗。为减少股四头肌萎缩并维护膝关节的稳定性，应每天适当地进行有计划的肌肉锻炼，包括股四头肌等张收缩。每日可进行 15min 直腿抬高练习，以增强患部的肌力。

可全身应用非激素类药物以起到消炎止痛的作用，但通常仅仅对于急性发作期有一些疗效。局部可用透热疗法。关节腔内或滑囊内注射曲安奈德、倍他米松等糖皮质激素，其虽可减轻症状，但有使关节损伤进一步发展的可能，应谨慎使用。

（2）手术治疗。目前临床上常用的术式有关节清理术、膝内侧间隙胫骨截骨术、膝外侧间隙退行性骨关节病截骨术、膝外翻截骨术、人工膝关节置换术及膝关节融合术。

关节清理术。此术可用于非手术治疗效果不佳的患者，或是年龄超过 40 岁的肥胖女性，关节存在疼痛、水肿、增厚，关节内可见游离体，关节边缘部骨质增生明显，而负重关节尚完整者。膝关节前内侧为手术入路，切开后翻起髌骨，切除胫骨上方及股骨前的骨质；对于退化而粗糙的软骨组织应全层切除，直至骨面。对于骨面，则用球形磨钻摩擦到骨面渗血后停止。不要切除完整的半月板，可除掉游离体，应同时切除破碎的半月板。原则是将妨碍关节运动的病变组织彻底切除。手术后 48h 进行负压吸引，再将关节部位进行加压包扎。术后 1 周内膝关节应能屈曲 45°，术后 10d 可扶拐下地，如关节活动度不满意，术后 3 周可在麻醉下进行推拿。关节清理术的作用是清除关节内机械性刺激物，为姑息性手术，关节镜下进行关节清理术具有手术损伤少、术后恢复快的优点。在关节镜下可消除或磨削游离软骨面，切除侵入软骨面的滑膜。切除妨碍关节活动的骨刺及游离体，咬除撕裂的半月板，并用大量生理盐水（2000mL 以上）进行膝关节冲洗。但对膝关节损坏，有明显内、外翻畸形者效果不佳。

膝内侧间隙胫骨截骨术。因截骨术后外侧关节负荷将大大超过生理压力，会加速膝外侧间隙关节软骨退行性变，所以术前应充分了解膝外侧关节间隙软骨情况。可进行关节造影术，在膝外侧摄 X 线片观察软骨厚度，必要时可进行关节镜检查。从临床观察可见，胫骨高位截骨术效果良好，可用于扩展关节活动度、减轻疼痛与矫正关节畸形等。如膝内侧关节间隙存在退行性骨关节病，适合采用胫骨截骨术。若患者虽存在功能受限和关节疼痛，但外侧关节间隙大致正常，选择治疗方案时应分析相关因素后再做决定，可考虑选择人工膝关节置换、胫骨截骨、关节融合等手术治疗方式。其一，在一般情况下，患者年龄超过 65 岁，应选择做膝关节置换术；年龄较轻，或关节软骨虽有磨损但胫骨塌陷不严重的患者，可采用胫骨截骨术。其二，看畸形程度，对于股胫关节畸形的患者，其内翻角度不应大于 5°，这是因为胫骨结节以上的胫骨高位截骨术可矫正的角度不大。当患者存在较大的内翻角度时，如进行截骨术，就须对大骨块进行楔形切除，这是不可行的。这类患者可采用结节下方或上方的弧形截骨，手术前患者膝关节的屈曲挛缩畸形不应大于 10°，其屈曲应能达到 90°。其三，看膝关节病理变化，如膝内侧关节软骨磨损，胫骨平台内侧明显塌陷，甚至关节韧带松弛，胫骨向外侧半脱位，前后位或侧方异常活动者，则不适合进行胫骨截骨术。如胫骨平台骨质塌陷超过 0.5 cm，最好不行胫骨截骨术。

膝外侧间隙退行性骨关节病截骨术。膝外侧间隙退行性骨关节病较内侧发病率低，多发于女性。手术方法：在气囊止血带下行股骨外侧切口，显露股骨干与外髁交界处，剥离股骨干内侧骨膜，至股骨干内侧显露为止，用胫骨牵开器显露；在骨干与外髁交界处，与股骨纵轴垂直切断股骨；再用电锯由近髁部切除一基底向内侧的楔形骨块，然后用 L 形钢板固定截骨处。

膝外翻截骨术。伴膝外翻畸形患者行走时常采用一种代偿性步态来减少膝外侧间隙负重，以缓解膝外侧间隙退行性骨关节病的进展。膝外翻退行性骨关节病患者进行胫骨高位截骨术后膝关节间隙仍呈倾斜状，膝关节不稳定并有疼痛，因此不适合用此术。这类患者以疼痛和功能受限为主，畸形程度常较内翻畸形严重，但疼痛程度常较轻。多数主张对膝外翻退行性骨关节病患者采用股骨髁上截骨，或股骨髁上及胫骨高位联合截骨。股骨髁上截骨术指征：患者 65 岁以下，股胫外翻角大于 15°，而关节线与水平线倾斜超过 10°；胫骨外侧平台骨塌陷不超过 0.5cm；膝关节可屈曲 90°、挛缩屈曲畸形不超过 10°、无明显侧方活动者。但符合这些手术指征的患者不太多。

人工膝关节置换术。本手术适用于疼痛严重、骨关节破坏较多的老年患者，尤其是存在严重外翻畸形的老年患者。可参看下述髋关节的关节置换术内容。

膝关节融合术。适用于单发性的膝关节严重退行性骨关节病而又从事体力活动（劳动和运动）的年轻患者。

2. 髋关节

选择治疗方案前，对于髋关节两类不同的退行性骨关节病应做出明确诊断。髋关节原发性退行性骨关节病的无症状静止期多可维持很长一段时间，因退变的速度远慢于预期，症状也轻。因此，这一类退行性骨关节病适合长时间保守治疗，且应尽量延长这段时间。而继发性髋关节退行性骨关节病，一旦出现疼痛或关节破坏，病变进展较快，非手术治疗常常无效，还可丧失最佳手术时机，多需尽早手术治疗。

（1）非手术疗法。①一般治疗。适当休息是必须的治疗方法，但一般不用卧床休息，仅限制关节活动，允许患者自理日常生活，以减轻症状及延缓病程；疼痛严重需卧床牵引。减轻关节负重是另一条重要措施，通常可嘱患者扶助行器等行走。如用单拐，可用患髋对侧手扶拐。如能减轻患者体重，则可大大减轻髋关节负担。严重者还应避免持续站立工作。理疗和体疗应配合进行，以便减轻关节疼痛和肌肉痉挛，增强肌肉力量。②药物治疗。除一般治疗外，有时需用药物辅助治疗以减轻症状。采用阿司匹林治疗最安全，因阿司匹林具有镇痛及抗炎作用，通常以中等剂量（0.6g，3 ~ 5次/d）为宜。抗炎制剂如吲哚美辛，对减轻退行性骨关节病症状有效。但近年来有报告指出，长期服用吲哚美辛可加剧病变，故不宜长期服用。一般不用皮质类固醇药物治疗退行性骨关节病；关节内局部注射也应慎重，因皮质类固醇药物会抑制关节软骨内黏多糖合成。

（2）手术治疗。用于治疗退行性骨关节病的手术可分为两大类。

一类为保留关节的手术，主要有：①股骨近端截骨术。此手术对减轻髋关节疼痛、稳定关节和改善畸形均有积极作用。临床上虽已广泛采用全髋关节置换术，但股骨近端截骨术仍是一种有效措施。对于具有适应证的患者，越早做手术，越能尽早阻止退行性骨关节病的发展，功能改善程度也更大。适合进行股骨上端截骨术的情况包括股骨头未像缺血性坏死那样塌陷、股骨头上应保留一定软骨、髋关节保留有90°屈曲的活动范围（最好有30°内收－外展活动度）等，而髋关节旋转活动丧失不是禁忌证。术前摄片以决定选择内收还是外展截骨，后者机会更多，常是内收截骨的3倍。股骨近端截骨术后应进行内固定，可使截骨断端保持准确对位，减少长时间限制髋、膝关节活动所致并发症，允许患者早期下床活动以减少肺部以及泌尿系统等并发症。如手术中钢板固定不牢或骨质疏松，术后可予髋人字石膏固定6 ~ 8周。但多数情况下不用石膏固定。术后3d可扶双拐在床旁站立，几天后可扶双拐行走。X线检查证实截骨处愈合牢固，可允许患者扶单拐完全持重。采用股骨近端移位成角截骨术，术后经X线检查发现：关节间隙增宽、髋臼与股骨头囊性变和硬化区可明显减少或减轻。但手术要求较高，术后有一定的不愈合比例，特别是当向内移位过多时更易发生不愈合，因而向内移位不应超过股骨干直径50%。选择此手术也应慎重。②髋关节松解术。有些患者存在严重的疼痛症状，使用松解术可减小关节表面所承受的来自肌肉的压力，其具体机制目前尚不清楚。松解术可增宽关节间隙、消除硬化区、减缓关节退行性改变的进程，一部分关节囊性变可获得愈合。本手术适用于体弱者或老年患者无法耐受截骨术或髋关节成形术的情况，以及强烈要求解除疼痛的老年患者。症状较轻的患者也适合选择髋关节松解术，如髋关节屈曲可达到50°者、以关节囊钙化为主要临床表现者、股骨头及髋臼不存在严重畸形者。手术时患者平卧位，患髋下方置一沙袋。髋部常规消毒、铺巾，在髋关节外侧、前面、内侧各做一个切口以完成手术。术后患者卧床，患肢进行外展位牵引，重3kg。患者如能耐受，每天应被动活动肢体数次。术后7 ~ 10d可扶拐下地，但患肢不持重。2周后可逐渐增加持重量，但术后2 ~ 3个月内患肢不能完全持重。通常需8 ~ 10个月方可弃拐。此期间可配合理疗治疗。③加压钢板截骨术。指在截骨术中应用钢板并进行加压内固定。髋关节退行性骨关节病患者因关节力线发生改变，引起髋关节软骨出现过度磨损，导致其周围的神经、血管受损害，常呈扭曲的状态，对患者生活造成严重影响。可通过加压钢板截骨术，在股骨近端或髋臼做成一个整齐的骨折，再采用钢板进行内固定，由此恢复髋关节正常的生物力学与构造，此术尤其有助于维护残存关节软骨，使患者恢复关节功能和行走的能力。

另一类为关节成形术，针对严重患者，目的是对关节进行固定或重建。有下述两种主要类型：①髋关节固定术。适用于下面几种情况：关节面受到严重破坏但病变仅局限在一侧髋关节，患者常有剧烈疼痛、活动明显受限，愿意接受手术后髋关节强直状态所带来的影响；年轻人，尤其是从事重体力劳动的年轻人；采用其他手术未能解除症状者。髋关节固定术不适用于脊柱关节、侧髋关节等其他部位关节存在严重病变的患者，此为其禁忌证。②全髋关节置换术。对于年龄超过50岁的患者、药物及其他非手术保守治疗措施不能解除疼痛的患者，以及活动受限的患者,应考虑进行全髋关节置换术。全髋关节置换术的禁忌证包括绝对禁忌证及相对禁忌证。绝对禁忌证有感染,尤其是局部感染;手术可增加坏死发生率、致残率与死亡率等,因此,有较重心脑血管疾病的患者、心脏功能只有Ⅲ级或Ⅳ级的患者、脑梗死或新近脑出血患者均为绝对禁忌证。严重肥胖的患者、存在严重骨质疏松的患者、严重精神疾病及阿尔茨海默病的患者、吸烟成瘾的患者、髋关节周围肌肉肌力不足者(如存在截瘫、小儿麻痹症等)、皮肤病未治疗者(如银屑病或牛皮癣会增加手术感染风险),则为相对禁忌证。③金属臼杯关节成形术。在全髋关节置换术广泛地应用于临床之前,效果最令人满意的髋关节退行性骨关节病的治疗方式为金属臼杯成形术。术后,绝大部分患者的关节功能可获得满意恢复,疼痛得以减轻。因此,若患者股骨颈、股骨头等的长度合适,仍然可以考虑选择金属臼杯关节成形术。

3. 脊柱

颈椎退行性骨关节病可用热疗,辅以镇痛、抗炎药物。如有肌肉痉挛或神经、血管受压的症状和体征,可应用颈托或牵引,必要时进行手术治疗。腰椎退行性骨关节病治疗一般同颈椎退行性骨关节病,严重者根据病情进行椎板或椎间盘切除术或融合术,以减轻神经压迫症状。

4. 手和足

(1)手。如累及第1腕掌关节,可在关节内注射皮质类固醇药物以缓解疼痛,局部可用夹板加以固定。赫伯登结节一般无症状,但其发展快,可引起局部红肿及急性疼痛,用热疗通常可缓解急性炎症。还可并用消炎镇痛药及局部注射皮质类固醇药物。

(2)足。大多累及拇趾、跖趾关节,产生疼痛及骨性肥大,限制关节活动。轻症可用跖骨垫;滑囊炎可用皮质类固醇药物局部注射,效果良好。

第三节　周围神经卡压综合征

一、腕管综合征

在周围神经卡压综合征中，本病在临床上最为常见，发病原因是腕管里正中神经受到病变组织的压迫，而引起一系列临床症状和体征。

（一）病因

主要包括：①腕管管腔变得狭小，或来自腕管外的压迫。②疾病（如肿瘤、慢性炎症等）等因素使管腔中的内容物增加、体积变大。③腕管内压力。在过度屈腕时为中立位的100倍，过度伸腕时为中立位的300倍。这种压力改变也是正中神经发生慢性损伤的原因。

（二）临床表现

1. 症状

（1）本病常见于中年女性，男性发病者一般都有相关的职业史。

（2）患者首先感到桡侧3个手指端麻木或疼痛，持物乏力，以中指为甚。夜间或清晨症状最重，适当抖动手腕，症状可以减轻。有时疼痛可牵涉前臂，但感觉异常仅出现在腕下正中神经支配区。

2. 体征

（1）出现拇、示、中指感觉过敏或迟钝。大鱼际肌肉萎缩，拇指对掌乏力。

（2）腕管内有炎症或肿块者，局部隆起、压痛或可扪及包块边缘。

（3）腕部正中神经叩击试验阳性。

（4）屈腕试验。屈肘、前臂上举，双腕同时屈曲90°，1min内患侧即会诱发正中神经刺激症状。阳性率可达70%左右。

3. 电生理检查

大鱼际肌电图及腕、指的正中神经传导速度测定显示神经损害。

(三) 治疗

1. 非手术治疗

(1)早期可将腕关节制动于相应位置。可应用支具制动以缓解症状、控制疾病发展。常用预制支具制动,可结合两种体位:①中立位可降低腕管内压力,为控制疾病症状最有效体位。不过,中立位对发挥手功能不利,可在晚上采用此体位固定。②背伸 30°是最有益于发挥手功能的腕关节位置,但此角度会进一步增加腕管内压力。

(2)口服消炎药及局部注射糖皮质激素。对于非肿瘤和化脓性炎症者,可在腕管内注射醋酸泼尼松龙,通常可达到较好效果。但考虑到糖皮质激素的不良反应,不推荐常规使用,仅用于暂时缓解疾病症状。

2. 手术治疗

非手术治疗不能缓解症状时,可选择手术治疗,如小切口减压、切开术及微创术等。手术时应充分显露正中神经,以避免损伤神经。

(1)对腕管狭窄或管壁增厚者,可进行腕横韧带切开减压术。

(2)对良性肿瘤、腕管内腱鞘囊肿、肌腹异位和慢性滑膜炎病程长者,应手术切除。

(3)手术中发现正中神经已变硬或局限性膨大时,应做神经外膜切开。对于神经束间的瘢痕,应进行神经松解术予以切除。

(4)内镜手术为微创疗法,用于腕管松解,分为单入路及双入路两种方式。虽然内镜手术有切口创伤小、可避免术后不适等优点,但也存在视野欠佳、松解不充分、神经损伤等问题。

二、梨状肌综合征

此为一种坐骨神经在臀部受卡压时出现的综合征，在下肢神经慢性损伤中最为多见。梨状肌受损伤时，可导致水肿、充血、粘连、痉挛或挛缩，使梨状肌上下孔及肌间隙狭窄，而卡压穿行其间的血管、神经，尤其挤压坐骨神经。

（一）致病因素

①臀部因外伤粘连、出血，形成瘢痕。②髋臼后部发生骨折，出现较大骨痂及移位等，可使梨状肌位置的坐骨神经受卡压。③有些患者因坐骨神经出骨盆的路径存在变异，在梨状肌内穿行，髋外旋时肌肉收缩力强，致坐骨神经受压过大，久而久之出现坐骨神经慢性损伤。④药物注射使梨状肌纤维挛缩及变性。

（二）临床表现

梨状肌综合征以坐骨神经痛为主要表现，疼痛从臀部经大腿后方向小腿和足部放射。由于症状较剧，且影响行走，所以患者就诊时间也较早，这时肌力下降多不太严重。检查时患者有疼痛性跛行和轻度小腿肌肉萎缩，小腿以下皮肤感觉异常。有时臀部（环跳穴附近）可扪及索状（纤维瘢痕）或块状物（骨痂）。4 字试验时予以外力拮抗，可加重或诱发坐骨神经痛。臀部压痛处叩击试验阳性。有髋臼骨折病史者，X 线片上可显示移位的骨块或骨痂。

（三）治疗

1. 非手术治疗

本病非手术康复治疗较多，包括针灸、推拿、服中药等。其中，推拿为治疗本病的主要方法，可显著改善症状、缓解疼痛。推拿手法治疗时，应选准治疗部位，清楚相应的解剖位置：患者取俯卧体位，双下肢往后伸，使臀部及腰部肌肉放松；由髂后上棘至股骨大粗隆的连线中点，垂直向下 2cm 位置为坐骨神经穿出梨状肌下孔处，两侧为梨状肌。还可应用疾病部位肌肉注射及局部封闭疗法进行治疗，局部封闭可在一定程度上缓解疼痛。

2. 手术治疗

在早期，梨状肌综合征可经保守治疗而得到缓解，如病因不能消除，已经导致骨痂压迫，或是存在较重的瘢痕粘连，以及出现神经根行径变异等，就须进行手术治疗。手术治疗的效果与病程的长短有着很大关系。

第四节 关节滑膜炎

本病为数种关节的内损伤引起的一组综合征。如关节软骨损伤、关节内骨折、关节脱位、关节游离体、韧带断裂等，均可引起滑膜损伤性炎症的症状。某些疾病也可引起本病，如滑膜瘤、滑膜结核等。因膝关节在全身关节中滑膜面积最大，除股骨下端、胫骨平台和髌骨关节面外均有滑膜覆盖，创伤机会很多，滑膜反应最显著，功能影响也最大。本节主要讨论膝关节损伤所致创伤性非感染性滑膜炎。因本病的西医致病机制尚不完全清楚，以下就按中西医结合的思路叙述本病的诊疗。

一、病因病机

1. 西医的观点

本病发生机制可有外伤与慢性劳损两个方面。膝关节遭受急性创伤后，可使关节滑膜受损，出现病理变化。同时，由于原有慢性劳损的叠加作用，导致关节滑膜炎的发生。病理改变主要是滑膜血管扩张，产生大量渗出液，血浆和细胞外渗，且滑膜细胞活跃，产生大量黏液素。渗液中含红细胞、白细胞、胆红素、脂肪、黏液素和纤维素等，严重者呈血性。关节积液导致关节肿胀、关节活动受限。如不及时处理，可发生滑膜粘连、肥厚，软骨萎缩等，进一步影响关节功能。

2. 传统中医对本病的认识

中医认为，损伤后积液淤积、湿热相搏，使膝关节胀痛、发热、筋肉拘挛、灼热而关节有屈伸障碍，导致急性滑膜炎。如受伤轻，或经长期慢性劳损，加上湿、风、寒邪等的侵扰，引起膝部逐渐发生肿胀，功能出现障碍，导致慢性滑膜炎。其病因包括以下几个。

（1）创伤劳损。由于创伤使气血运行受阻，致使肢体关节肿胀、疼痛、屈伸不利。

（2）湿流关节。湿性重浊黏腻，流注关节，则肢体沉重，活动失灵。

（3）风寒侵袭。外感风寒，邪气与正气相搏，聚于关节，留连筋骨，则疼痛不已，肢体不可屈伸。

二、临床诊断

（一）辨病诊断

目的在于区分疾病类别。

1. 创伤性滑膜炎

外伤后膝关节肿胀，屈膝活动受限。当关节内积液超过50mL，可有髌骨飘浮感，即浮髌试验阳性。关节穿刺抽出液呈淡红色，表面无脂肪滴。关节积液较多可刺激神经末梢，致使肌肉痉挛。晚期关节内粘连可导致功能障碍。X线检查多无异常发现。

2. 色素沉着绒毛结节性滑膜炎

本病以青壮年男性常见，多为膝、踝关节受损，临床上也可见髋、腕、跗间、肘等关节受损。患者常有轻度局部症状,多不存在全身症状,这就导致直到疾病较晚期患者才来就诊。临床主要症状为受累关节肿胀,局部温度有时稍增高,疼痛和功能障碍不明显。关节呈弥漫性肿胀,触之有海绵感,积液多者波动感明显;有时可触及大小不等并稍能移动的结节。膝关节受累时髌骨周围肿胀明显,积液多时浮髌试验阳性。病变滑膜有时可穿过后方关节囊,在后方肌间隙向上下蔓延,形成较深的弥漫性肿胀。踝关节受累时,肿胀在内,而以外踝最为明显。

X线片可见软组织肿胀,有时可见圆形结节阴影。晚期可见关节间隙狭窄,关节边缘腐蚀和增生性改变。关节造影可显示出大小不等的结节。

3. 髋关节暂时性滑膜炎

常见于3 ~ 10岁儿童。一般发病骤急,少数较缓慢。体温正常或稍高。患者有跛行、髋关节或膝关节疼痛;查体可见患髋关节呈屈伸畸形,活动受限并有压痛,肿胀不显著,症状持续7 ~ 10d后逐渐消退。实验室检查,白细胞计数和血沉偶见增高,但大多数正常。关节液透亮,细菌培养呈阴性。X线检查时,可见髋关节囊肿胀;关节液过多时可见关节间隙增宽,无骨质破坏。

(二)辨证诊断

这是中医针对疾病病因做出的辨别。

1. 创伤劳损型

肢体肿胀酸痛,按之有波动感或漂浮感,屈伸活动受限制,身倦乏力。舌质紫暗或有瘀斑,脉涩。

2. 风寒侵袭型

肢体肿胀、疼痛,屈髋跛行,活动受限,畏风恶寒,或有低热,头痛身痛。舌质淡,苔白,脉弦紧。

3. 湿流关节型

肢体疼痛重着，或有肿胀，触之有海绵感或波动感，活动不便。舌质淡，苔白腻，脉濡缓。

(三) 鉴别诊断

目的是排除其他疾病。

1. 关节内积血

在创伤后立即出现，而创伤性滑膜炎则在伤后数小时才出现。疼痛明显，常伴有局部和全身温度增高；滑膜炎多不明显。关节内积血可抽出淤积的血液；滑膜炎则可抽得关节液，部分呈血性。

2. 早期髋关节结核

其临床表现与起病较缓的髋关节暂时性滑膜炎相似，但后者经休息、牵引及对症治疗后，症状可迅速消退，无后遗症，而髋关节结核则症状逐渐加重。随访的 X 线片上可见骨质疏松及骨破坏。

3. 化脓性关节炎

起病急，全身中毒症状明显，髋部疼痛、肿胀、活动受限均较明显，关节液多混浊，镜检可见炎性细胞，细菌培养阴性。

4. 风湿性或类风湿性关节炎

此两种疾病均有多发性关节痛，血沉在活动期加快，疾病过程长，症状不易消除。风湿性关节炎可存在抗“O”高，类风湿性关节炎则可检测出类风湿因子阳性。类风湿性关节炎特征性临床表现包括逐渐出现关节变形和肌肉萎缩，疾病晚期出现关节强直。

5. 股骨头缺血性坏死

发病缓慢，疾病过程长，早期可表现为反复发作的髋关节暂时性滑膜炎症状。随着疾病的逐渐发展，X 线检查可显示股骨头骨骺出现缺血性坏死。

三、治疗

1. 辅助治疗

此为提高临床疗效的基本要素。

(1)卧床休息。患肢关节制动并抬高患肢。

(2)及时、合理地进行药物治疗。

2. 辨病治疗

针对具体病情和疾病类型进行治疗。

(1)一般处理。关节制动并抬高患肢,必要时可牵引治疗。

(2)关节穿刺。关节内积液较多者,须做关节穿刺,抽吸积液后加压包扎。也可向关节腔注射抗生素,同时将关节液进行生化、细菌培养或涂片观察,以进行诊断性治疗。

3. 手术治疗

色素沉着绒毛结节性滑膜炎可进行手术切除或放射治疗。手术切除比较彻底,对结节型尤为适合。放射治疗对绒毛型效果较好,但对结节型疗效欠佳。局限性病变只切除局部滑膜即可,弥漫性病变则应切除全部滑膜组织,才能避免复发。对滑膜比较丰富,不易安全切除的膝关节绒毛型病变,也可只切除前后方滑膜组织,术后再给予放射治疗。膝关节的弥漫性结节型病变,应剪断交叉韧带和侧副韧带,将病变滑膜彻底切除,以免复发或转变为滑膜肉瘤,滑膜切除完毕再将切断的韧带加以缝合。对关节软骨及骨骼有侵蚀破坏者,切除滑膜后,可进行关节融合术,术后用石膏托固定4周。

4. 中医辨证治疗

(1)内治法。针对不同病因、病机,治疗包括:①创伤劳损型。治则为散瘀和伤、消肿通络,方药用七伤汤加减。②风寒侵袭型。治则为祛风散寒、通络止痛。

风胜者用防风汤，寒胜者用五积散，兼风寒者用乌头汤加减。③湿流关节型。治则为除湿消肿、舒筋通络，方药用羌活胜湿汤加减。

（2）外治法。本病中医外治法有多种：①中药外治。可用消肿化瘀或清热解毒中草药局部外敷，如金黄散、五黄散、消肿散等，亦可用羌活、独活、山药、路路通、丝瓜络、土鳖虫、当归、红花等中药熏洗。同时可配合热敷、蜡疗、超短波等理疗，促进积液吸收。②针灸疗法。可采用针挑疗法，以痛为腧，根据肿痛部位选穴，同时寻找皮肤异感点下针。每日 1 次。③理筋手法。小儿髋关节滑膜炎可用按摩、揉擦、捻散等手法舒筋，创伤性滑膜炎可用推拿、点穴、震颤、镇定及活节展筋手法治疗。

四、预防与预后

（一）预防调护

主要注意下述方面：①症状消退后应定期观察、复查，以排除股骨头缺血性坏死。②避免关节外伤或劳损。发病后应正确处理休息和活动的关系。积液未退前尽量避免行走和关节活动，必要时可用石膏托固定。③儿童髋关节暂时性滑膜炎患者应卧床休息以利炎症消退，可做皮肤牵引以减轻疼痛，并防止或矫正关节畸形。疼痛较剧烈者可用适量的水杨酸制剂，一般不用抗生素或激素。疼痛减轻后可开始在床上活动关节，症状消失 1 周后可下床活动。

（二）预后转归

随着损伤修复、滑液吸收、关节制动等治疗，创伤性滑膜炎可以获得痊愈。髋关节暂时性滑膜炎一般采用休息、牵引制动以及对症治疗，以缓解病情，但引发股骨头骨骺骨软骨病的情况较多见。色素沉着绒毛结节性滑膜炎是一种滑膜疾病，介于炎症与良性肿瘤之间,病理特征为色素沉着,且存在滑膜增厚等病变,病变组织中有葡萄状结节夹杂其间。这种疾病可采用手术治疗,切除病变组织,但容易复发,很难彻底治愈。

第六章　创伤与断肢再植

第一节　创伤及愈合

创伤是指机械因素直接或间接地一次作用于人体，引起人体器官或组织破坏。创伤局部表现有损伤区的疼痛、压痛和肿胀等，引起骨折脱位时还可发生肢体功能障碍和畸形。严重创伤则可引起致命大出血、休克、意识障碍和窒息等，以及全身反应。本节将叙述创伤，尤其严重创伤后所致代谢和内分泌变化，对于这些创伤后的全身反应，临床上应给予高度重视。

一、反应程度

按急性损伤或第一阶段创伤的反应程度强弱，可将损伤分为以下 3 种。

1．轻度

仅存在轻微组织损伤，如轻度骨折、烫伤、裂伤和扭伤，或损伤的范围仅涉及少量组织。有暂时性饥饿，体液丢失不多。

2．中度

这时有较大量的组织损伤，体液虽有丢失，但仅为暂时性的，如大多数无组织坏死、无可致大出血的软组织贯通伤及软组织手术（无感染）等。饥饿一般持续 3 ~ 5d。

3. 重度

许多组织创伤及坏死、长久性血容量低、肺功能受损、长时间缺氧、败血症等，以及车祸、重度烧伤、腹膜炎、战伤、严重失血、双侧股骨发生骨折且有骨盆骨折、主动脉瘤破裂。

第一阶段创伤所致机体内分泌反应，轻度较轻、重度最严重，反应随创伤的加重而加重。受伤后反应发展过程中，每一对应阶段持续时间的增减，也随伤势轻重而变动。外科住院的患者大多为中度，一部分属于轻度。

二、反应阶段

创伤后的变化过程可分急性损伤、转折点、合成代谢、脂肪积累这四个阶段。此划分在骨伤科的临床诊疗中具有重要指导意义，创伤患者在代谢及内分泌反应每一阶段是否已得到适当营养支持与治疗，对康复和预后都有着极大影响。

（一）急性损伤阶段

此阶段又称为垂体—肾上腺功能增进期，一般发生在创伤后 1 ~ 3d。在出现创伤时，来自损伤部位的疼痛刺激交感—肾上腺髓质系统，并经由下丘脑或腺垂体分泌促肾上腺皮质激素，肾上腺髓质和神经末梢则分别分泌大量肾上腺素和去甲肾上腺素。而局部的刺激经传入神经和脊髓、脑干网状结构上传到下丘脑。

肽类激素的分泌来自大脑皮质控制下的下丘脑，创伤时促肾上腺皮质激素释放激素、生长激素释放激素、促甲状腺素释放激素等肽类激素增多，其再作用于腺垂体，导致促肾上腺皮质激素、生长激素、促甲状腺素的分泌增加。对靶组织产生作用，引起盐皮质激素、糖皮质激素等肾上腺皮质激素，以及甲状腺素、生长激素的浓度升高。这一分泌过程还会刺激神经垂体分泌抗利尿激素。抗利尿激素、盐皮质激素因促机体保钠排钾的缘故,会导致体内水潴留。

1. 负氮平衡

体内肌肉蛋白的动员,使机体出现负氮平衡;随创伤加重,人体负氮平衡也加重。这使机体每天丢失的氮达到 5 ~ 15g,每克氮与 6.25g 蛋白质相当,约为 27 ~ 30g 瘦体组织,相当于每天消耗肌肉组织 150 ~ 500g。烧伤、复合骨折、大范围手术等引起的负氮平衡,肌肉组织消耗可达 30g/d,相当于 1kg 左右的肌肉。而腹膜炎、脓胸及蜂窝织炎等引起的败血症或持久饥饿,丢失氮的总量可不小于 100g。相当于体重 70kg 的成人,全身肌肉减轻约 15%。

由于肌肉蛋白和脂肪的动员,大型手术后 1 ~ 2d,每天可消耗体脂 200g 以上,患者明显地出现消瘦。现已明确,损伤后虽然肌肉蛋白分解加强,以供应糖异生的原料和身体所需热量,机体出现负氮平衡,但体内的蛋白质合成并未减弱,包括合成机体代谢所需的氨基酸衍生物(如神经介质)、抗体、补体、免疫球蛋白、肽类激素、各种酶类及其他蛋白质等。糖皮质激素也有促进蛋白质和肝内 RNA 合成的作用。

2. 激素作用

对机体物质代谢具有深刻影响的是糖皮质激素、肾上腺素及去甲肾上腺素等,其作用是多方面的,并可产生协同作用。此外,生长激素和甲状腺素也发挥着重要作用。

(1)肾上腺素、去甲肾上腺素有拮抗胰岛素与抑制胰岛 β 细胞分泌胰岛素的作用。胰岛素的作用是促进血糖进入骨骼肌及肝脏,从而合成糖原或被利用,或进入脂肪组织转变成脂肪储存在体内;可促进氨基酸进入骨骼肌与肝脏等组织细胞合成蛋白质,还有抑制糖异生的作用。创伤后,机体产生大量的肾上腺素和去甲肾上腺素，强烈抑制胰岛素分泌及其功能发挥。而糖皮质激素、生长激素和肾上腺素可刺激胰岛 α 细胞，使血液中胰高血糖素升高。胰高血糖素由胰岛 α 细胞分泌，可促进肝糖原分解成葡萄糖，从而导致血糖浓度进一步升高。动物实验显示，如按 0.7 μg/kg 给予小鼠胰高血糖素，血糖升高 50% 仅需数分钟，而将血糖浓度降到正常水平则需 25 倍量的胰岛素。

（2）去甲肾上腺素和肾上腺素可与肝细胞膜和肌肉细胞膜受体相结合，引起细胞中 cAMP（即第二信使，环腺苷酸）含量升高，激活蛋白激酶，促进糖原磷酸化酶的作用，使肝糖原和肌糖原分解为葡萄糖释放入血，又对脂肪组织、皮肤、骨骼肌、淋巴组织与结缔组织利用和摄取葡萄糖产生抑制，使血糖维持在高浓度状态。人体内骨骼肌储存了 75% 左右的糖原，肝脏的储存量约为 25%。

据研究，体内可用糖原在手术后耗竭的时间在 8 ~ 16h。为满足机体持续的能量需要，去甲肾上腺素和肾上腺素必须有效地发挥作用，而这一作用需得到糖皮质激素的协同和“允许”。还有一个作用途径，就是促进肝外蛋白质分解成氨基酸，通过血液循环到达肝脏，在糖异生的作用下产生肝糖原，维持血糖供应。糖异生速度比较快的氨基酸原料包括丝氨酸、丙氨酸、甘氨酸和苏氨酸等，均产自肌肉蛋白的降解。尤其是其中的丙氨酸，而容易生成丙氨酸的异亮氨酸、亮氨酸与缬氨酸等支链氨基酸也是重要的原料。肝外蛋白质主要指骨骼肌蛋白，这是因为在肌肉和各类肝外器官中，蛋白质集中在肌肉，而骨骼肌占全身肌肉的 45% ~ 50%。此外，糖原分解产生的乳酸、脂肪分解产生的甘油，均为肝脏的糖异生提供原料，而且离不开糖皮质激素的促进作用，但速率各异。以胆汁进行计算，体内糖异生的速率比是丙酮酸：氨基酸：乳酸：甘油 =12 ：91 ：51 ：18。

（3）胰高血糖素、糖皮质激素、去甲肾上腺素、肾上腺素彼此间的协同作用可促进脂肪动员，引起血液中脂肪酸与甘油的浓度增加。甘油是人体糖异生的材料，脂肪酸则为体内氧化过程供能。

从以上叙述可知，创伤后第一阶段内分泌变化对机体物质代谢的影响，首先是促进肌糖原和肝糖原分解，血糖升高，以保证主要以葡萄糖为能源的外周神经、脑组织、肾髓质以及红细胞、白细胞、某些吞噬细胞等组织细胞在机体应激状态时的需要。接着是促进储存的脂肪和蛋白质分解，以保证机体的物质供给源源不断。

（4）甲状腺素。其作用为增强脂肪组织对胰高血糖素、肾上腺素以及去甲肾上腺素的敏感性，去甲肾上腺素与胰岛素作用于糖代谢，而在损伤后甲状腺素分泌增加，因此，总作用效果是糖异生及分解，加强脂肪动员。另外，适量的甲状腺素为生长激素发挥作用的前提条件。

（5）生长激素。创伤以后，生长激素增加，作用为：①与胰岛素协同，促进氨基酸进入细胞中，并促进氨基酸进行蛋白质合成，加强 DNA 以及 RNA 的合成。此作用也与胰岛素的功能相似。②抑制脂肪及肌肉组织利用葡萄糖，增加糖异生，这一过程将导致血糖浓度升高，此作用与胰岛素作用相反。

3. 耐受性提高

总而言之，创伤后第一阶段内分泌变化，有利于机体对创伤刺激的耐受及应答。

（1）体弱老年人或营养极度不良者，如受到创伤，则耐受性差，死亡率高。这是因为体弱老年人内分泌应答能力低，营养极度不良者体内糖原、蛋白质及脂肪等营养素储备不足。

（2）机体受创伤后用药物过分抑制促肾上腺皮质激素、肾上腺素及肾上腺皮质激素等分泌，对机体耐受创伤刺激不利。给予葡萄糖、氯化钾和胰岛素对机体有利。

（3）严重脓毒症患者，如胰岛素分泌衰竭或生长激素分泌受抑制，死亡几乎不可避免。

（4）严重创伤后测得死亡者血中糖皮质激素含量很低。

当然，机体经受创伤（如择期手术）时所带来的刺激越轻越好，这时机体耗损小，需做出的应答也较小。因此，医生进行手术时，应控制患者出血并输液以保持血容量，操作应轻柔熟练，尽量减轻组织损伤，消除坏死组织，减少在浆液腔中留下的血块，减轻酸中毒。而预防和治疗肺功能不全，引流脓液和止痛，都能避免创伤反应加重。术前与术后适当的营养支持也能增强机体对手术的耐受，以安全度过创伤后第一阶段反应期，促使第二与第三阶段早日到来，整个过程早日结束，更快康复。

（二）转折点阶段

此期即肾上腺—垂体功能减退期，在损伤后的 4 ~ 8d。如不存在并发症和感染，在经历前一阶段的体内代谢与分泌大幅变化后，此阶段从 4 ~ 5d 开始，多延续 3 ~ 4d。肾上腺素和去甲肾上腺素分泌下降，胰岛素抑制逐渐减弱，胰高血糖素降至正常，糖皮质激素也恢复正常，内分泌变化趋缓乃至正常。这时也为患者代谢的转折时期，减少了体脂的使用以及体内蛋白质的分解，降低了负氮平衡，但仍存在负氮平衡。为满足创伤愈合的需要，在人体各机制调节下，创口部位的组织可优先获得修复所需的营养物质。

这一阶段进食或是提供静脉营养，可被身体很好地吸收。患者渴望食物及营养，如同未受创伤的饥饿者一样，并且情绪好转，愿与人交往和回到正常生活状态。若营养供给顺利，则能较快地进入合成代谢阶段，并迅速出现肌肉蛋白重新合成增多。

（三）合成代谢阶段

一般损伤后 8 ~ 14d 进入本阶段。大体上内分泌变动恢复到伤前，促进体内合成代谢的生长激素与胰岛素等激素占优势，伤者有很好的食欲。每天可摄入的热量在 2000 ~ 3000kcal（8400 ~ 12600kJ），产生 3 ~ 5g/d 的正氮平衡，与摄入 100 ~ 150g 瘦肉相近。因每天摄入量增加不多，患者体重增加在短期内还不明显，而尿氮排出量显著下降。因合成代谢速率（3 ~ 5g/d 正氮平衡）远较第一阶段 5 ~ 15g/d 的负氮平衡为慢，这使体重恢复至创伤前水平所需时间远较第一阶段长。每周增重 1kg 已经令人感到满意。这时患者开始恢复精力及肌力。正氮平衡对患者精力及肌力恢复是必要的，不过，在伤口一期愈合时，患者不一定处于正氮平衡。

大部分患者均在此阶段出院。若此时进食不佳，或未能得到足够的营养支持，将使机体处在饥饿状态。虽然内分泌变化已经为合成代谢阶段做好准备，却因客观条件的限制而受影响。饥饿对于机体也是一种刺激，可使代谢产生变化，但其不利于患者康复。

（四）脂肪积累阶段

患者多于创伤后 10 ~ 14d 进入本阶段。体内蛋白首先恢复至正常水平，如有充分营养供给，脂肪就会开始累积。尿量恢复正常时，氮、磷、钾、钠也都恢复平衡状态。

三、营养与愈合

若手术前具有良好的营养状况，术后进入转折点阶段（第二阶段）时，就可出现创口优先地位的身体恢复机制，使用其他部位的肌肉组织作为营养物质的来源，用以促进创口愈合。因此，创口部位如未出现感染，即使身体处于负氮平衡，还是可以开始快速愈合的。进入合成代谢阶段(第三阶段)后,需要有充足的外源性营养供应,这时创口仍处于优先地位,应继续不断地获取营养素;机体各组织器官减少损耗,同时得到所需的营养补给。因而,可逐渐转为正氮平衡,使机体得以康复。

但若手术前就营养不佳,术后又没有重视营养供应和支持,即使创口具有获得优先供应的机制,还是因缺乏所需营养素而无法愈合。不良的营养状况可损害人体免疫功能,导致继发性感染。若营养未能得到很好的补充,感染又未能被很好控制,如此持续,伤口将愈合缓慢以致停顿,就如临床所见骨折患者骨不连、烧伤患者屡次植皮失败、肠瘘患者延迟不愈等。手术切口如未感染,术后 7d 左右,愈合的切口抗张强度已达到可从事一般活动的水平。而较大伤口如受污染,一般经清创暴露后,于伤后 5 ~ 15d 为二期愈合良好时机。对于Ⅲ度烧伤,伤后 12 ~ 21d 为植皮的良好时机,如超过 30d 植皮成活率将受影响;如能得到及时的营养支持,则可改善情况。

(一)组织愈合生理学

发生创伤时,创面出现炎症,渗出物将填充间隙。继之成纤维细胞增多,生成胶原纤维以组成结缔组织,将两侧连接起来,同时上皮覆盖,愈合完成。

1. 炎症

组织受创伤后,损伤部位立刻会发生炎症反应。毛细血管舒张而渗透性增强,纤维蛋白堵塞淋巴管,引起轻度的红肿。受伤部位间隙里的组织渗出液、血液及淋巴液凝结成血凝块,使创伤处的两侧黏合,创伤表面渗血停止。渗出的白细胞等将碎屑及细胞残片除去。如清洁切口,急性炎症往往在数天内消失。

2. 形成上皮

受创伤 24h 内,创口边缘紧邻的上皮组织增厚。位于边缘的基底层不再牢固地附着于下层真皮，而是通过快速有丝分裂向下增殖，同时覆盖缺隙部，使创面在48h内重新进行全面的上皮化。

3. 细胞生长

在上皮表面出现增厚时，炎性反应慢慢消退，创伤深部产生成纤维细胞，自创伤后2 ~ 10d，其数量在细胞总数里占优势。成纤维细胞合成并分泌胶原分子。在电子显微镜下，成纤维细胞的外观典型。除有粗大不规则嵴的线粒体及弥散的高尔基体外，还存在一个明显扩张及发育的粗面内质网，具互通而呈长形的池，由弯曲的双排多体畸形构成边界，附着于浆膜上。

缝合24h后，除成纤维细胞，创面组织内毛细血管内皮细胞向血凝块里生长，形成新的毛细血管网，为新生组织供应所需营养并排出代谢产物。

4. 纤维组织形成

成纤维细胞绝对数量明显下降发生在伤后4 ~ 5周，内质网不再有此前的活动性。这时胶原纤维变成组织中具优势地位的形态，最早于4 ~ 5d出现这种情况。创伤组织的间隙里，排列杂乱的小型纤维束逐渐发展，快速充满此处，形成较多的瘢痕或致密胶原组织，牢固地把分开的受创组织结合起来。丰富的毛细血管网缩小为少数的成形毛细血管系统，贯穿瘢痕。

(二) 伤口愈合的生化变化与营养

愈合依赖于多种营养物质的供给。

1. 炎症

受损部位的颗粒细胞、肥大细胞和血小板释放出大量组胺，能引起局部血管扩张和小血管通透性增加，它是炎症反应中的基本介质。创伤部位的组织因损伤还释放激肽和以前列腺素 E_1 及前列腺素 E_2 为主的前列腺素，这些物质在导致急性炎症时有决定性作用。现已知机体中存在缓激肽、胰激肽、蛋氨酰胰激肽。这

3类激肽的分子内部均有缓激肽的9肽结构，因此有相似作用，其中以缓激肽活性最强。

急性损伤时创伤组织导致一系列的酶促反应，这是因为损伤引起组织蛋白酶的释放，以及损伤部位血管内皮的胶原暴露。在肝脏中存在着由糖类和氨基酸合成的缓激肽，而酶促反应使组织和血浆里的激肽原转变成缓激肽。前列腺素最初在前列腺中发现，现已认识到在激肽系统影响下，身体内一切组织几乎都可用不饱和脂肪酸为原料转变为前列腺素。前列腺素 E_1 及前列腺素 E_2 即由花生四烯酸转变而成。

2. 结缔组织

从组织学看，结缔组织含细胞和纤维等成分，这些成分又包埋于内含组织液且无定形的基质中，因而结缔组织主要由基质、纤维和细胞所构成。基质是无定形胶状物质，其化学成分主要是黏多糖。纤维包括胶原纤维、弹性纤维和网状纤维，伤口愈合中以胶原纤维的作用为主。

(1)黏多糖。由多糖分子和蛋白质结合而成。分子结构是由氨基多糖链连成的一条瓶刷状肽链，分子中多糖链比例较大而蛋白质比例小。氨基多糖存在于结缔组织里，有多种常见类型，一般都含有硫，不含硫的仅有透明质酸一种。当内质网膜上刚合成的多肽链进行移行时，在糖基转移酶的催化下，葡糖醛酸、N-乙酰氨基己糖等各类单糖和单糖衍生物按照某种顺序与对应部位相连，由此形成氨基多糖。一般氨基多糖加工和合成发生在成纤维细胞的粗面内质网上。

新合成的氨基多糖链上有硫酸基掺入。这是在硫酸转移酶的催化作用下完成的，此酶将“活性”硫酸基供体中的硫酸基转移到氨基多糖链。如3′-硫酸腺苷-5′-磷酸硫酸即为“活性”硫酸基供体。实验证明，维生素A缺乏时硫酸转移酶活性下降，氨基多糖合成受阻，这可能是伤口愈合迟缓以及生长期动物发育和组织生长障碍的原因。

（2）胶原纤维。即通常所说的胶原，是由成纤维细胞在粗面内质网上合成的，其成分是胶原蛋白。诸多原胶原分子经共价键交联，而有序地按一定方向排列，构成不易溶解的稳定胶原分子。在电子显微镜下可呈现原纤维形态，原纤维平行聚集成束即为胶原纤维。每个原胶原分子都由 3 条 α- 肽链以 3 股螺旋状结构所组成。原胶原分子中 α- 肽链的组成和结构有如下特点：①在氨基酸排列顺序中，每隔两个其他氨基酸即有一个甘氨酸，由此可见甘氨酸在胶原分子中所占比重。②氨基酸组成中含 11% ~ 12% 的羟脯氨酸和羟赖氨酸，脯氨酸和羟脯氨酸合在一起占 21% ~ 22%，甘氨酸、脯氨酸、羟脯氨酸三者总和占 50% ~ 53%。这在其他蛋白质中是很少见的。

肌动蛋白与肌球蛋白虽不含羟脯氨酸及羟赖氨酸，但含有胶原所含的其他氨基酸种类。胶原所需的羟脯氨酸和羟赖氨酸，可由作为非必需氨基酸的脯氨酸与作为必需氨基酸的赖氨酸两种原料合成。赖氨酸和脯氨酸很容易由谷氨酸转变而成。因此，以肌球蛋白和肌动蛋白为氨基酸提供者合成胶原，可以满足氨基酸的种类要求。只是在各种氨基酸比例上，胶原较肌球蛋白和肌动蛋白富含羟脯氨酸、甘氨酸、脯氨酸及丙氨酸。因而需消耗远远多于所合成胶原的量，才能提供所需各种氨基酸。可见，在进食量不足时，依靠内源性肌肉蛋白来完成伤口愈合是困难的。创伤或手术后，应尽早为患者提供外源性蛋白质。同时要根据氨基酸的特点选择适当的食物，如为患者提供富含脯氨酸、甘氨酸、谷氨酸、丙氨酸与羟脯氨酸的食物。直接给予富含胶原的食品，也是提供必需营养物质的好方法，如猪皮和猪蹄汤，或是猪皮冻等，都是极有益处的。

无论临床观察还是实验研究，都说明缺乏蛋白质会阻碍创伤的愈合和恢复。而患者补充甘氨酸等酰胺类氨基酸及甲硫氨酸等含硫氨基酸将促进胶原合成。

合成胶原物质时，在细胞里会合成肽链，这种情况可能聚集成胶原分子的肽链较长，如原胶原。其中心两端非螺旋形的肽含半胱氨酸，非螺旋形端部位迅速联合以及形成双硫键，促进定位以及坚硬中心的螺旋形集合，又在前胶原肽酶的作用下，含半胱氨酸的非螺旋形部位从分子上脱落下来，中心成螺旋交联部分即为胶原。虽然胶原分子中不含半胱氨酸，但它为合成过程所必需的。下述物质对于胶原的合成有重要作用：① Cu^{2+}。较早阶段由 3 条肽链形成的原胶原分子具有较弱的张力强度，只是在 3 条肽链之间或是与邻近分子之间产生共价键，才加强了张力强度。胶原纤维的分子之间或是分子内共价键的特性，目前尚不清楚。不过，有些键反应的特质已得到肯定，如赖氨酸 2 条肽链间的交叉连接。赖氨酸先转变为醛，2 条肽链上的醛基借醛醇缩合反应而连接起来。在赖氨酰氧化酶催化赖氨酸变成 δ– 半醛 –α– 胺己二酸的反应中，需 Cu^{2+} 作为辅助因子。Cu^{2+} 耗竭或不足，将影响醛醇缩合和交联连接。② Fe^{2+} 及抗坏血酸。胶原合成还有一个特点，赖氨酸或脯氨酸不是先羟基化为羟脯氨酸或羟赖氨酸之后再合成胶原，而是脯氨酸或赖氨酸参与合成原胶原后，再由脯氨酰羟化酶使肽链上的脯氨酸羟基化。羟基化过程中，羟基中的氧原子来自空气中的分子氧，脯氨酰羟化酶则需抗坏血酸作为电子供体，α– 酮戊二酸作为基质，还需 Fe^{2+} 作为辅助因子。可见 Fe^{2+} 和抗坏血酸为伤口愈合所必需的。一般未感染的切口在术后 7d 左右，胶原形成使患者可在创口不至于裂开的情况下从事一般活动。此时可拆线出院，但伤口胶原的交联及形成可持续数月或经年。这一时期仍需要不断补充抗坏血酸，如因其缺乏而出现坏血病，在外力作用下创口仍有可能裂开。③锌。锌为体内多种辅酶及酶的成分，尤其为 RNA、DNA 等聚合酶的辅酶成分，与细胞分裂、生长和蛋白质合成关系密切。与伤口愈合密切相关的胶原纤维及黏多糖在化学成分上均属蛋白质，所以锌对其合成也产生影响。研究发现，创伤部位上皮的形成与锌有很密切的关系。

这可以由锌影响蛋白质合成，以及细胞的分裂、生长，皮肤（尤其上皮组织中）中含有人体20%的锌，得到一些说明。当机体处于低锌状态时，补锌对于机体恢复有促进作用。而应激（如手术）时随尿磷、尿硫、尿氮等排出增加，尿锌排出也会增加。术后恢复期，机体无疑处于低锌状态，临床上多补充醋酸锌或硫酸锌。

综上所述，伤口的愈合，与甘氨酸、含硫氨基酸、赖氨酸（羟赖氨酸）、脯氨酸（羟脯氨酸）、抗坏血酸、维生素A等，以及铁、锌、铜密切关系。而能量充分、蛋白质丰富的平衡而全面的营养，对于术后伤口愈合及机体恢复的重要性是很明显的。

第二节　皮肤撕脱伤

本病简称撕脱伤，为一种复杂而严重的创伤，指的是皮肤或皮下组织自深筋膜浅面强行撕脱而形成的损伤。可发生在身体各个部位，临床中，以上下肢和手部皮肤撕脱伤、头皮撕脱伤较为常见。常因车轮及机器传动带等产生的外力作用而致，可发生在生产活动或交通事故中。随着现代工业水平的不断提升，交通工具的改变，皮肤撕脱伤的发生率呈快速上升趋势，对于大面积皮肤撕脱伤的治疗方案也不尽相同。

一、致伤原因与分类

撕脱伤多为车祸伤或机器损伤，因车轮或转动的机器产生的外力作用导致皮肤大面积撕脱，损伤严重、出血量多、容易发生感染，多伴有失血性休克。撕脱伤患者在皮瓣撕脱后若不及时救治，将会导致撕脱的皮肤组织进一步发生缺血和缺氧，出现坏死。若不及时治疗，不仅影响后期愈合，还可危及患者的生命。

本病分类方式多样，有学者将其分为脱套伤和皮瓣型撕脱伤，也有学者按照受伤类型不同将其分为碾压型撕脱伤和撕脱型撕脱伤。在临床上撕脱伤还可分为完全性撕脱伤与不完全性撕脱伤。

二、损伤机制

当车轮或是其他外力作用于人体时，可使皮肤与皮下组织、软组织或骨骼相剥离，并导致皮下血肿，严重时可引起开放性的皮肤撕脱伤。而当皮肤及皮下组织从深筋膜的浅面或深面被强行剥离时，一般会同时伴随不同程度的软组织碾挫伤。撕脱伤若为车轮碾压所致，肢体与车轮转动方向相反，同方向作用力可导致皮肤闭合性脱套伤，极易发生深部软组织碾锉；反方向作用力产生的滚动摩擦，会引起皮肤的开放性损伤，通常创面污染严重。头发被机器卷入时，可引起头皮严重撕脱伤。皮肤撕脱伤的特点为创缘不齐整、撕脱范围较大，创面多为环形，一般没有皮肤出血及表皮剥脱。

三、检查和诊断

（一）检查

1. 全身状况观察

应了解患者的全身状况。尤其对于大面积皮肤撕脱伤，临床上有超过50%的患者发生休克，需观察其血压、呼吸、尿量、脉搏等。

2. 局部检查

对皮肤撕脱伤应查明：①损伤部位。②伤口撕脱面积和挫伤深度，损伤严重程度。③出血情况和出血量，血管受损情况。④伤口受污染的情况。

3. 深度检查

除皮肤之外，还需注意创伤部位深部组织的损伤，包括肌肉、肌腱、骨关节、血管和神经等。这时可辅以 X 线、B 超、CT 等辅助检查。

4. 合并伤检查

有些患者可伴有合并伤，如内脏损伤、头部损伤等，须加以注意。对此不应遗漏，在治疗时要一并处理。

（二）诊断

根据伤者病史、创面情况和临床表现，即可做出皮肤撕脱伤的诊断。需注意其严重程度和并发症，以便采取相应的急救和治疗措施。

四、治疗

（一）治疗原则

皮肤撕脱伤的治疗原则包括：①急救。如输液输血、抗休克、抗感染治疗等。②伤口处理。包括清洗创口、止血、清除坏死组织及异物等。③植皮等。根据情况，可有撕脱皮瓣再植、撕脱组织回植、供皮皮片植皮等。④合并伤的治疗。

（二）治疗案例

1. 一般资料

某医院 2014 年 1 月至 2016 年 1 月收治大面积皮肤撕脱伤患者 52 例。其中男 37 例、女 15 例，年龄 22~57 岁，平均（40.3 ± 2.9）岁。按致伤原因区分，车祸致伤 29 例、机器绞压伤 17 例、重物砸伤 6 例；按损伤部位划分，上肢 22 例、下肢 26 例、头皮撕脱伤 4 例。患者中合并骨折 25 例、神经损伤 9 例、大血管损伤 7 例、合并休克 11 例；撕脱面积最小为 7cm × 9cm，最大为 37cm × 44cm。

2. 治疗过程

（1）紧急处理。本着“先救命再治病”的原则，首选处理危及生命的颅脑损伤和休克。

（2）清创。具体包括：①彻底清创，严格按照清创原则，先用肥皂水和生理盐水反复冲洗创面，尽量清除一切异物。②然后用1%过氧化氢冲洗创口，破坏厌氧菌生存环境。③再用碘伏消毒创面，修剪坏死创缘，清除无血运的坏死组织。

（3）创面处理。包括：①检查皮肤撕脱程度，确定撕脱范围、层次，检查有无合并骨折及神经血管损伤等。②将撕脱组织掀起，检查其撕脱情况。若撕脱范围不大、污染不重，采取保留撕脱部位皮肤近端蒂的方式，修剪周围坏死组织等，保留皮肤全层及真皮下血管网状层。若撕脱范围较大、污染较重或已经与肢体脱离，可选择将整块皮肤组织切下，然后反复冲洗消毒后打薄回植。③若存在外露的神经组织，要予以保留；对于裸露的肌腱、骨组织，可采取筋膜移位覆盖，彻底止血。还可采用全厚筛状皮片移植术或皮瓣移植术，网状打孔后植于清创后的创面上，加压包扎固定，石膏外固定。

（4）合并损伤处理。本组25例骨折患者除3例截肢以外，其余均进行内固定（采用克氏针、髓内钉、钢板固定等方式）。神经血管损伤均给予Ⅰ期吻合修复，肌腱组织若污染较重或失去活性，可予以切除；Ⅱ期进行人工肌腱修复术。术后按时予以换药、消肿、抗感染、营养支持治疗，观察患者生命体征及皮片存活情况。

3. 植皮方式

皮瓣移植修复大概可分为以下几种。

（1）原位缝合。对于撕脱皮瓣带蒂较多的，如远端血运良好，可在清创后直接覆盖于创面进行缝合。20世纪30年代以前，国内外多采用此种方式，操作简便、成活率高。

（2）在撕脱皮肤已严重污染、损坏且失去活性的情况下，可采用自体全厚筛状皮片移植术或皮瓣移植术，打孔后覆盖植皮。临床研究显示，此种方式在术后 3 ~ 4d 主要依靠创面渗出的组织液提供营养，然后进行血运重建，术后 9d 开始出现新生的毛细血管。由于移植的皮片或皮瓣的皮下脂肪组织已去除，减轻了其血运负荷，可消除皮下脂肪形成的阻隔作用，减少了术后脂肪液化的发生，提高存活率。

（3）对于全部撕脱或带蒂窄且污染严重的皮肤，可以将其取下后，打薄覆盖、缝合。全厚皮片含有表皮、真皮、皮脂腺及汗腺等，具有耐压、耐磨，质地柔软、弹性好，色泽正常等优点，还可最大限度地保留肢体原有的感觉功能。

4. 治疗效果

此案例的 52 例患者中，1 例因失血性休克抢救无效死亡，3 例因骨折合并大血管损伤无法修复被迫截肢。48 例患者采用不同方式的植皮，术后皮肤存活 46 例，部分存活 2 例（失活皮瓣清创后行Ⅱ期皮片移植愈合良好），存活率达 95.83%。皮肤愈合过程中出现 7 例感染化脓情况，加强创面换药后愈合良好。

随访 6 ~ 12 个月后发现，48 例进行植皮术的患者损伤部位的关节经后期科学锻炼后，功能恢复良好；肢体外观良好，部分皮肤存在瘢痕增生和色素沉着，无瘢痕挛缩所致关节功能减退出现；骨折患者未出现延迟愈合或不愈合，无畸形愈合；受损部位远端皮肤的感觉功能正常。本研究中除截肢与死亡患者外，48 例不同方式皮肤移植患者中皮片存活率达 95.83%，高于国内其他报道，且术后患者肢体运动、感觉功能恢复良好。此案例可为治疗大面积皮肤撕脱伤提供宝贵的临床经验，以资借鉴参考。

5. 注意事项

目前，国内对于皮肤撕脱的生物力学研究尚不明确，且多数患者受伤后无法清晰叙述受伤经过，这对病情判断和治疗造成了一定影响，应予注意。本研究通过对52例大面积皮肤撕脱伤患者救治过程的回顾性分析，提出以下注意事项。

（1）正确判断撕脱皮肤的血运。若撕脱皮肤的色泽和温度与周围正常皮肤相同，表示血运良好；若出现皮肤青紫、苍白，说明其已经失活，应予以剪除；还可根据毛细血管情况来判断，若擦去皮肤出血点后有新鲜血液流出，说明血运良好，反之则极有可能失活。临床实践中，常常存在清创时皮肤血运尚可，但在后期修复过程中逐渐失活的情况。这可能是由于血管内膜受到损伤，或小血管内出现血栓导致撕脱皮肤逐渐失活。

（2）对于存在生命危险的患者，要积极补足血容量，防治创伤性休克，有效、及时地止血，保证患者生命安全。

（3）皮肤撕脱伤与其他深部组织损伤应区别对待，无论损伤程度如何，都要求做到早期处理和治疗。接诊后应立即给予清创，尽可能早地封闭创面，防止感染加重。须早期应用抗生素，彻底清创、预防感染是皮瓣存活成功与否的关键。

需要注意：①对于失活的组织，如皮下脂肪、筋膜及肌肉间结缔组织等，要进行彻底清除。②对存在深部血肿的情况，要在近端结扎止血带的前提下，一并切开血肿进行探查，仔细止血。③在保证坏死组织彻底清除的基础上，应尽可能多地保留有生组织。④裸露的肌腱和骨组织若无骨折，可采取附近健康筋膜组织和肌肉牵拉覆盖。

第三节　手与头皮损伤

一、手部外伤

指的是损伤使手的结构被损坏，引起手功能受到不同程度的不良影响。外伤急诊接诊手外伤病例的比例，占其总数的20%左右。手部结构相当精细且复杂，如能在早期进行正确处理，对于手部创伤的愈合有着重要作用。

（一）临床检查与诊断

1.检查

（1）血管损伤。根据手指的温度、颜色、甲床微循环和血管搏动等，了解是否有血管损伤及损伤情况。

（2）手部伤口。①从手畸形、功能障碍、感觉改变及创口情况，判断神经、肌腱、骨与关节等深部组织损伤情况。②了解伤口部位、大小、损伤性质及皮肤缺损情况。

（3）肌腱损伤。①伸肌腱损伤。手部伸肌腱的结构较复杂，若掌指关节处断裂，则掌指关节不能伸。若近节指骨背侧中央腱束断裂，则近侧指间关节屈曲而不能主动伸直。若在中节指骨处断裂，则成锤状指。②屈肌腱创伤。手指远、近侧的指间关节屈曲，分别由每一手指所具的两组深、浅屈肌腱控制。如拇指的拇长屈肌腱使拇指指间关节屈曲。检查深、浅屈肌腱可发现相应问题，如肌腱受到损伤，指间关节就不能屈曲。

（4）骨与关节创伤。应检查有无功能障碍、反常活动及畸形。疑有骨折者应拍X线片。

（5）神经受损。根据损伤部位、局部症状等进行相应的检查。

2.诊断

根据以上临床表现及X线检查，可对手部外伤做出明确的诊断。

（二）治疗要点

1. 急救处理

急救目的首先在于止血，避免加重组织的损伤，使伤口受进一步污染的机会减少并快速往医院转运。因此，现场的急救处理主要有止血、局部固定、对伤口进行包扎等。手部外伤的现场急救重点强调的是止血，最简单有效的止血方法是局部加压包扎，而只有当大血管损伤导致大出血时才需使用止血带。采用止血带应记录时间，每小时松解止血带 5 ~ 10min。

2. 彻底清创

目的是对异物进行彻底清除；对于受到严重破坏而失去活力或受到污染的组织应彻底切除，但也要尽量将正常的组织保留下来。给予皮肤边缘必需的修整，不要勉强保留血运状况差的皮肤。注意让受污染创口变为清洁创口，避免再次感染，以保证实现一期愈合，恢复手功能。

清创越早越好，最好在止血带控制下进行，一般应争取在创伤后 6 ~ 8h 内进行。应从浅层至深层，有顺序地对各种组织进行清创处理。

3. 组织修复

应重视深部组织创伤的处理，兼顾浅层，因而组织的修复需从深至浅有序地操作。在清创的同时，应尽量修复位于深部的组织，尤其是神经、肌腱与骨关节的连接，这对于早日恢复身体功能非常必要。

（1）对于骨折脱位，必须复位固定。

（2）对于神经损伤，一般可进行一期修复。二期神经缝合时间应越早越好，在伤口愈合后即可进行。对于神经断伤，修复得越早，效果越好。

（3）对于开放性关节损伤，应复位并缝合关节囊和韧带，并固定于功能位。

4. 骨折及脱位

处理原则是尽早正确复位，对患处牢固固定，使创口闭合，这样可以避免感染，因感染本身可导致关节功能出现障碍。对骨折及脱位进行正确治疗，目的是恢复与维持手关节的运动功能，保证其正常活动。注意通过早期功能锻炼来预防关节僵直。

即使对于创伤较轻，损伤似乎不太严重的患者，骨折和关节脱位也需尽早治疗。掌指部位骨折要即刻复位，当关节脱位得到复位后，就应进行关节侧副韧带与关节囊的修复。并酌情采用克氏针进行内固定，但克氏针要尽可能地不穿入关节，防止损坏关节功能。做固定时还可选择微型钢板以及螺钉等。

5. 肌腱修复

手部关节的活动传递，需借助滑动功能杰出的肌腱来完成。而如果肌腱受创，就会损害手部功能，使手的活动出现严重障碍。对于肌腱创伤但皮肤覆盖完好者，应该做一期缝合。根据患者肌腱的创伤状况，有多种肌腱缝合术可供选用。不过，在选择时应对医院进行手术的条件以及操作人员的技术做细致的评估。肌腱缝合手术一般需要固定 3 ~ 4 周。肌腱修复有如下要点。

(1)严格无创操作，不破坏肌腱两端的血运。

(2)肌腱修复前应先进行骨折固定，修复处要有良好的软组织床，并有良好的皮肤覆盖。

(3)刚发生的肌腱损伤应做一期修复。若污染严重，可做二期修复。

(4)至少保留 A_4(中节指骨基底)和 A_2(近节指骨中段)两个滑车，如有缺失则须重建。

(5)应先修复伸侧肌腱，再修复屈侧肌腱，并使肌腱张力调至休息位。

(6)凡有可利用动力肌时应尽量进行肌腱移位，无动力肌者可做游离肌腱移植。

（7）缝线以无创尼龙单线为首选，尽量减少或避免缝合线头或线结露于肌腱表面。肌腱的缝合常用编织和端对端缝合。

（8）修复时，移植及肌腱移位应走直线，避免旋转及扭曲。

（9）肌腱修复后，应制动3～4周，同时加强主动和被动的功能锻炼。

6. 皮肤修复

经过上述处理后，应尽量争取在一期缝合皮肤，以免感染。纵行越过关节的伤口，或掌侧的直线伤口，应采用“Z”成形术原则，以避免日后瘢痕挛缩。对于皮肤缺损，应采用植皮方法予以修补，闭合伤口；若仅有单纯皮肤缺损而无肌腱或骨关节外露者，可进行游离植皮；有骨关节或肌腱外露者，宜进行带蒂皮瓣移植。

7. 术后处理

（1）患者应抬高患肢，防止肿胀；使用破伤风抗毒素，以及采用抗生素预防感染。

（2）固定时间应根据组织修复的性质而定，如血管吻合后固定2周，肌腱缝合后固定3～4周，关节脱位固定3周，神经修复后根据有无张力固定4～6周，骨折固定4～6周。

（3）神经、肌腱和血管修复后固定位置，应以修复的组织无张力为原则。

（4）根据不同的情况和要求，加强主动和被动的功能锻炼。

8. 注意事项

（1）手部治疗应争取一期闭合伤口。

（2）手术后，伤手应固定于功能位。肌腱和神经修复后需固定在特殊非功能位，但不应超过4周。不用固定的关节或手指尽量不要固定。屈肌腱损伤应固定于屈曲功能位，伸肌腱损伤可固定于背伸功能位。

（3）抬高患肢以防肿胀，有开放性伤口应在24h内肌注1500U破伤风抗毒素（TAT）。

（4）肌腱损伤修复术后有粘连的话，应在3个月后进行肌腱松解术。

（5）早期功能锻炼。一般伤口愈合后即可进行功能锻炼，骨折、神经和肌腱术后3～4周才能开始活动。

（三）康复护理

1.主要功能障碍

手外伤常因肌腱粘连及肿胀、瘢痕挛缩、关节僵硬、组织缺损、伤口长期不愈及肌肉萎缩和瘫痪等因素，造成运动和感觉功能异常或丧失，导致功能障碍。

创伤之后留有功能受损，与创伤类型和创伤程度关系密切，如组织破坏量较少，切割伤切面较整齐，早期修复后功能障碍较轻；而撕脱、砸、压及碾挫伤，神经肌腱牵拉扭转，骨折严重，血管、肌肉大量破坏，虽经清创及修复，愈后会遗留严重功能障碍。

2.评估

（1）一般评估。应先详细了解病史和手术过程，包括手术日期和损伤平面、骨关节固定和伤口闭合情况等。

（2）外观和解剖。通过视诊，观察手皮肤的状况，有无伤口、红肿、瘢痕，手的姿势及手指有无畸形等。通过触诊，感觉皮肤的湿度、弹性、软组织质地，以及判断手指的血液循环情况。

（3）感觉功能。①手和上肢各种感觉功能。包括浅感觉（触觉、痛觉、温度觉）、深感觉（运动觉、位置觉、振动觉）、复合感觉（形状、轻重、质地等感觉及两点辨别觉）。②叩击试验。了解神经修复后轴索生长速度。

（4）运动功能。主要做下述评定：①肌力评定。使用握力计、捏力计，通过进行徒手肌力检查，检查手和上肢肌肉的肌力、握力和控力。②关节活动度测定。使用专用的量角器，测量手部各关节的主动与被动活动范围，包括指关节的屈伸，拇指的屈伸，对掌和对指，腕关节的屈伸和前臂的旋前、旋后活动范围。此外，还应在必要时了解肩关节和肘关节的活动情况。③灵巧性测定。有赖于感觉和运动功能的健全，评定的基本原则是令受试者拾起指定物品并放于指定地方，记录完成操作的时间。

3. 具体措施

主要针对手部运动和感觉功能的护理和康复。运动功能主要是关节活动度、肌力的护理和康复。上肢创伤或疾病引起手功能恢复缓慢的常见原因，主要为肿胀、疼痛和过敏、关节僵硬、肌力下降等，若在早期就给予预防或处理，就可使功能障碍降至最低。

（1）护理目标。①激发患者积极的情绪，振奋其精神，使其认真配合康复，对伤手功能的恢复有信心。②采取各种措施，预防感染及减轻组织肿胀发生，促进组织愈合。③指导患者进行合理的早期活动，防止组织粘连、关节僵直等并发症。④通过感觉和运动功能训练，重建运动与感觉功能。

（2）分阶段康复护理。一般分两个阶段进行，骨折整复后固定期和骨折临床愈合期，即早期和后期。骨折固定时间因损伤部位和程度不同而有差异。长时间固定和持续性肿胀是关节僵硬的最主要原因。因此，早期康复的重点是控制肿胀，促进骨折顺利愈合。对于稳定性骨折，一旦疼痛及肿胀减轻（一般伤后 5 ~ 7d），即可开始主动活动。不稳定性骨折及复合性骨折脱位者，应固定 3 周后再开始主动运动练习。

后期康复目的完全不同于早期，其重点是：①消除残存的肿胀。②软化松解纤维瘢痕组织。③增加关节的活动度。④恢复正常的肌力和耐力。⑤恢复手功能的协调性和灵活性。

（3）消除肿胀。无论是创伤或炎症，都会引起组织肿胀，如不及时消除，将会有纤维蛋白沉积而引起组织粘连、韧带及关节囊等纤维组织挛缩，加重关节活动度障碍。临床常用的护理措施有以下几种：前臂和手部肌肉有节律地主动运动、利用强力袜或强力细带缠绕肢体进行加压、抬高患肢。

（4）按摩及理疗。按摩先用按压法等轻手法，随着瘢痕组织的老化，手法可逐渐加重，主要采用揉、推、捏、提等方法；按摩的频率要慢，手法要柔和，不断变换部位进行，以免组织损伤。理疗可用音频电疗法、超声波疗法、蜡疗法等。按摩及理疗方法均可起到促进局部血液循环、消除肿胀、松解粘连、运动关节、加速患处康复的作用。

（5）运动疗法。要尽早做关节活动度训练，近端关节做主动运动，远端关节做被动运动。要特别注意掌指关节屈、指间关节伸及拇掌侧外展的活动度。近端肌肉做主动和抗阻运动，离断处以下肌肉做电刺激及传递冲动练习。同时做扩大肌腱活动度的练习。为牵拉肌腱向远端滑移，可做腕、掌指及指间关节同时背伸及同时屈曲的被动活动。去除外固定后，以主动运动的方式，让患手做抓、握、捏、对掌、伸、屈等运动。骨折基本愈合后，可增加抗阻训练和牵拉练习，以促进手功能快速恢复。

（6）感觉功能训练。神经再生后，常有敏感或过敏阶段，支配区刺激呈敏感或过敏现象。患者怕过敏疼痛而不愿用该敏感区去触摸物品，对此应教导患者，使其知道过敏是神经再生的自然现象，随着时间的推移，过敏会逐渐减轻乃至消失。只有通过反复使用该敏感区，才能脱敏。

主要采取下述方法进行：①按摩过敏区，每次10min。有水肿者抬高患肢。②将患指置于低速漩涡水流中15 ~ 30min，以后逐渐增加漩涡的速度，以患者能忍受为限。③通过触、摸、拿不同的物品，以去除过敏现象。如反复触摸不同纤维织物、毛毯、丝织品、沙粒、泡沫塑料、冰块等，从细致的到粗糙的，逐渐适应，去除过敏现象。④感觉再“教育”康复。一是早期训练：一旦手近侧有了活动感或触觉，则用手指触摸铅笔、橡皮或其他钝性物体，给予不同压力。先用眼睛看着触摸，再闭眼触摸。加快接受神经纤维的再生训练，用钝性物体反复刺激感觉区，以训练活动感觉。二是晚期训练：手指尖有固定的触觉与活动感之后，即用形状、质地、大小不同的物体，如铜钱、纽扣、别针等进行训练。由直视到闭眼去触摸识别，训练应在安静之处进行，每次 10 ～ 15min。

（7）心理护理。手外伤患者多因突发外伤、担心疾病预后，易出现明显抑郁、焦虑及失望等情绪。针对患者存在的心理问题，医护人员应做好心理护理和指导，提高患者对疾病的认知和心理承受能力。同时护理人员应根据患者情况，制订相应的康复护理计划，让患者了解康复护理的重要性，增加其康复自信心，使其积极配合康复措施的实施。

（8）日常生活的活动能力训练。一般在手术后 3 ～ 4 周进行，此时创伤愈合较好，缝合神经或肌腱的吻合已较牢固。这个过程中，最需要的是恒心，要坚持不懈训练 3 个月甚至更长时间，以逐步恢复手功能。

训练应根据实际情况，可适当采用书写、梳洗、编织、打结、剪纸等方式，训练手的灵活性及协调性，使患手恢复实用能力。还可练习计算机打字，握力器和健身球等，这也是患者运动功能再学习的过程。当感觉功能不良时，应指导患者在生活和工作中采取措施进行自我保护；并可利用本体觉、温度觉与触觉组合，进行代偿性训练。平时还可做一些力所能及的家务，也有利于患者身心康复，早日回归社会。

4. 注意事项

（1）控制肿胀是关节损伤治疗的重要组成部分。在某些慢性关节水肿，甚至急性损伤期后，弹力绷带是控制肿胀的有效方法。弹力绷带应以对角线方向缠绕，从远端到近端方向，指甲应裸露在外，以便观察手指血运情况。

（2）关节损伤与手内在肌功能关系密切，条件允许的话，应尽早进行内在肌运动。

（3）伤肢以外的肢体部分必须保持主动活动，避免因制动而出现僵硬、纤维化等并发症。

（4）所有主动和被动运动训练，都应和缓、轻柔，运动不应该增加患者疼痛和肿胀。运动必须在患者可接受的范围内进行。

（四）健康教育

1. 一般性教育

在患者康复期间，医护人员应定期进行以手外伤疾病的防治为主的宣传，介绍手功能康复知识，发放健康教育处方等。

2. 计划性教育

此为健康教育的主要形式，针对手外伤的具体情况，如肌膜损伤修复、断指再植，制订健康教育计划并实施。患者住院期间，医护人员要按照计划向患者及家属进行功能康复知识教育，让其了解整个康复计划，尽快掌握有关康复知识和技巧。患者出院后应进行随访观察，了解出院后的功能恢复情况，做到及时指导。功能恢复不理想的患者，应修订康复计划；对不能坚持的患者，一定要做到耐心教育。

3. 日常训练

（1）手损伤患者对疼痛多比较敏感，此时可与其他人聊天、看电视、听音乐等，转移其对疼痛的注意力，以使疼痛缓解。吸烟可引起血管痉挛，影响患肢血运，甚至导致组织缺血性坏死（断指再植的患者尤应注意），因此应戒烟，不吸烟的患者还要注意避免被动吸烟。

（2）功能锻炼。手外伤康复的关键是正确进行手指活动。在不影响创伤愈合的情况下，锻炼应在早期进行。训练时注意循序渐进，适当克服疼痛（以刚好感到疼痛，但能够忍受为宜）。具体的训练方法和时间视不同的手外伤类型而定。在医护人员指导下，通常早期可进行适当的被动活动，后期以主动训练为主，以保证既不影响手外伤愈合，又能尽快恢复手功能为准。

二、头皮创伤

头皮创伤多于颅脑部位的创伤相伴随，这就需要对创伤位置进行检查，既要明确头皮创伤的状况，也要确定颅脑受创的性质与具体部位。头皮创伤包括头皮复合伤、头皮撕脱伤、头皮血肿、头皮裂伤和头皮擦伤等。

（一）解剖概述

头皮是颅骨表面覆盖的软组织，从里到外可分为 5 层：颅骨外膜、腱膜下组织、帽状腱膜、皮下组织、表皮层。前 3 层由纤维组织紧密地连接在一起，临床上常视为一层，主要神经和血管都居于此层内。开颅术做皮瓣时将此 3 层一同翻起，外伤时可能将此 3 层一同撕脱。皮下组织分布着丰富的被致密结缔组织包绕的血管，不易收缩，如被切断可致大量出血。

帽状腱膜极为坚韧，与其上头皮紧密结合，而与颅骨膜的结合较为稀松；其前部有额肌，后部有枕肌。两侧连于颞浅肌膜，存在一定张力，头皮裂伤时可使伤口裂开、错位。腱膜下层为疏松结缔组织，发生出血和感染时易扩散。颅骨外膜易与颅骨剥离，但在骨缝处颅骨紧密粘着，所以骨膜下血肿不易超过骨缝，常限于该颅骨范围内。骨膜对颅骨的营养作用也较小，大片骨膜剥离后不会引起颅骨坏死。头皮血液供应丰富,头皮损伤后出血多,但愈合也快;而头皮感染可引起颅内感染与颅骨骨髓炎。

(二)临床表现

1.擦伤与挫伤

擦伤为头皮表层损伤,可有表层脱落,少量出血或血清渗出。挫伤累及头皮全层,局部有肿胀、压痛、皮下淤血等。

2.撕脱伤

头皮撕脱伤为因头皮受到强烈牵扯,如发辫卷入转动的机器中,使头皮由帽状腱膜下方部分或全部撕脱。伤者常因大量失血和创口疼痛发生休克。

3.裂伤

头皮裂伤出现于外力作用位置,不同形式的外力导致边缘差异。钝性外力常使创缘带有挫伤,较齐整的创缘多由锐性外力所致。严重的头皮裂伤可能会使帽状腱膜在与纤维垂直的方向横向断裂,这时两端的肌肉收缩使创口张开。头皮是血管丰富的部位,这种情况可引起大出血,如不能及时止血,可导致患者休克。

4.血肿

多由钝力直接损伤所致,可有多种类型,有时同时发生、混杂存在。

(1)头皮下血肿。因皮下层与皮层、帽状腱膜层连接很紧,使出血受到一定限制。因此这种血肿通常较小、较局限,易于发现。血肿中央有波动感,四周组织因为水肿而变厚,触诊时有一种凹陷感,因此容易误诊为颅骨凹陷性骨折。往往需经过X线检查,方可断定是否骨折。

(2)骨膜下血肿。又称为头皮血肿,一般见于新生儿。由于颅缝位置的骨膜连接较牢固,限制了血肿,因而少见于成人。陈旧性头颅血性骨囊肿,多由陈旧性头皮血肿未及时治疗,表面钙化而致。可进行X线检查,有助于明确诊断。

（3）帽状腱膜下血肿。因为出血发生在帽状腱膜层与蜂窝组织之间，易于广泛蔓延，以致血肿充满整个帽状腱膜下腔。在成人表现为帽状腱膜下血肿，在新生儿则表现为水肿。这种血肿出血量可达数百毫升，头顶变形十分显著。

（三）治疗

1. 擦伤与挫伤

擦伤和挫伤无须特殊处理，予以局部清洁、消毒即可。

2. 撕脱伤

对于撕脱伤，须根据头皮条件做治疗，早期可进行头皮皮瓣复位、自体植皮等，晚期可做创面植皮。

（1）头皮不完全性撕脱伤。一般治疗类似于头皮裂伤，直接做皮瓣复位后缝合，处理时应密切观察皮蒂血供，防止损伤。治疗的创面大，应注意预防感染，并做好清创处理。多进行留置引流。

（2）头皮完全性撕脱伤。治疗更加复杂。如损伤时间较短，在 2 ~ 3h 以内，且血管断端齐整，患部皮瓣完整，没有污染，可采用皮瓣复位术。皮瓣复位时，宜先做好头皮动静脉血管吻合，然后进行皮瓣缝合。如见离体皮瓣存在部分挫伤，应先清除挫伤皮瓣，再进行上述复位。

（3）如患处皮肤已无生机，复位不可行，可选择自体植皮术。一般用于损伤在 6 ~ 8h，创面无明显感染迹象、骨膜完整病例。若头皮撕脱过久并存在感染，则应先清创换药，待创面长出肉芽后，再进行植皮。缺损大者还可进行置囊、头皮扩张，最后进行修复。

3. 裂伤

处理原则是尽早进行清创缝合，不应超过 24h。伤口出血多可用敷料临时加压包扎，起到止血作用。对于复杂头皮裂伤，有时需延长切口或在对侧补充切口以转移皮瓣,进行裂伤缝合。如创缘存在失活组织,须及时切除,对于伤口内异物要予以认真清除。缝合头皮撕裂伤时,应尽量保留皮瓣的蒂,以避免皮瓣坏死。处理后应给予适量抗生素,并进行 1500U 的 TAT 肌内注射。

4. 血肿

多采用非手术疗法。较小血肿早期加压包扎,24h 后改用热敷,多数可自行吸收;较大血肿,应在无菌操作下进行穿刺术,抽出积血,然后加压包扎。如遇到抽吸包扎后血肿在短期内又很快出现,则要考虑是否为较大的动脉破裂所致。可以用手指紧压相关动脉(常为颞浅动脉),同时再穿刺抽吸。如抽吸之后不再出现血肿,则应考虑手术结扎该血管,有时甚至要皮瓣止血或做切口。

如血肿经以上一般治疗无效,可进行引流处理。选用 18 号等注射用粗针头,插进帽状腱膜下腔,针头连接 1.5mm 内径的硅胶引流管。也可在头皮做小切口,将硅胶引流管由此直接插进血肿腔里,硅胶引流管后端连接无菌橡皮囊袋或用负压引流装置,使帽状腱膜下的积血流出,头部加压后进行包扎。上述过程中,可用无菌橡皮手套替代橡皮囊袋。上述引流治疗术,也适用于头皮积液的处理。

第四节　断肢再植

一、肢体再植

断肢指的是因外伤造成肢体离断后，必须吻合血管才能存活的肢体。通过手术将断肢重新接回原位置，称为断肢再植或肢体再植。

（一）离断类别

1. 不完全离断

肢体受创伤以后，局部组织多已离断，不超过断面软组织量的 1/4，但还有残余活组织相连接。患处存在骨折或脱位，该部位主要血管存在断裂、栓塞等，患肢远侧严重缺血，甚至无血液供应，如不及时接通血管将会导致肢体坏死。

2. 完全离断

指断肢与身体完全离断，没有任何组织连接。

（二）适应证与禁忌证

1. 适应证

（1）适合再植的断肢，常温下一般不宜超过 4 ～ 6h。但断肢再植的时限，还与保存方法、离断平面、环境等条件有关，因而并非一成不变。

（2）离断肢体有一定的完整性，血管床无严重破坏。

（3）通过再植，肢体应能恢复一定的功能。

（4）患者的身体情况可承受断肢再植。

2. 禁忌证

（1）肢体离断后没有冷藏，且损伤时间较久，术中、术后感染的可能性很大。

（2）肢体毁损严重，软组织广泛碾挫伤，血管床破坏，或肢体缺损严重，再植后无功能者。

（3）肩部或大腿高位断肢，肌肉丰富，伤后时间长或软组织挫伤重。

（4）重要脏器受损，或为多发伤，无法耐受断肢再植术。这时的治疗原则应以挽救生命为主，不宜进行断肢再植。

（三）治疗

1. 紧急救治

（1）抗休克。腹部脏器伤、脑外伤等并发症威胁生命时，先对并发症进行处理。

（2）断肢处理。用清洁敷料包扎断面，放入塑料袋内或用塑料布包裹，最好外置冰块进行干燥冷藏。切勿将患肢直接放入冰水或生理盐水中。

（3）断肢近端处理。用清洁的敷料加压包扎，最好不用止血带。对使用止血带者，应每小时松解止血带一次。

（4）X线检查。了解断肢骨骼情况。

2. 断肢再植术

（1）麻醉与体位。手术时间长，多采用平卧位。用全麻或硬膜外麻醉。

（2）清创。可分为两组进行：①断肢近侧残端。切除失活组织前，先找出主要的神经及血管，用黑丝线结扎标志，咬除污染骨端。②断肢远端。清创之后，选择一根不准备缝接的动脉，其断口有凝血块，以12.5U/mL的肝素盐水冲洗血管床。

（3）再植手术。①骨支架重建。内固定的优点包括固定牢固、愈合较快、简便迅速。可将两个骨端咬成相对阶梯形，用螺钉贯穿固定，也可采用髓内针、钢板、钢丝固定。②血液循环重建。进行血管的清创，血管痉挛的处理及血管深部软组织床的修复。动、静脉的比例至少在 1 ∶ 1.5 以上,以保证血液循环的平衡。③肌肉与肌腱修复。肌腹的离断一般用丝线做褥式缝合。肌腱一般进行双垂直端端吻合或“8”字缝合。④神经修复。一般争取在再植手术时一次修复。但对严重撕裂伤导致的肢体断裂、神经挫伤,不易确定切除长度的,不宜早期修复。⑤皮肤覆盖。对于切割伤,如边缘齐整,可进行“Z”形皮瓣缝合,以防后期出现环状瘢痕挛缩。如因静脉受压,缝合时存在较大张力,可同时做减张切口。⑥术后用石膏托对患肢进行固定。

3. 术后处理

(1)观察全身情况,判断有无血容量不足、急性肾功能不全及脂肪栓塞综合征等并发症。

(2)观察局部血液循环情况。血供良好者,皮肤红润而略带微黄,指腹丰满、指甲粉红色和皮温较健侧高 1 ~ 2℃。断肢再植患者的病房应严格消毒隔离,保持一定温度(20℃)及湿度,适当通风。

(3)高压氧治疗。断肢缺血时间较长(6 ~ 8h),再植后出现微循环障碍者,可考虑进行高压氧治疗。一般需连续使用 7 ~ 14d。

(4)再植后伤口感染处理。一旦感染形成,应按正确的外科治疗原则,对局部伤口进行良好的引流,清除坏死组织。经细菌培养或药敏试验,调整抗生素。注意全身支持疗法。

(5)抗凝处理。对损伤不严重,血管条件较好者,一般无须抗凝治疗(如肝素和双香豆素)。常规应用 6% 低分子右旋糖酐及妥拉唑林即可,同时口服阿司匹林或丹参、双嘧达莫等药。在血管损伤严重、血管条件差又无全身其他禁忌证时,可适当应用肝素抗凝治疗。一般每 6 ~ 8h 按 1mg/kg 体重做静脉连续滴注,维持凝血时间在 15 ~ 20min。

（6）再植后肿胀肢体处理。术后如肢体发生明显肿胀，应仔细寻找原因，予以解除。只要动脉供血和静脉回流保持通畅，10 ~ 14d 后远端淋巴管再通，肿胀可逐渐消退。

二、断指再植

断指是指掌指关节以外不同平面的手指离断伤，包括近节、中节及末节。经手术将断指接回原位称为断指再植。

（一）适应证

对于多种因素引起的须吻合血管才能够存活的不完全性断指，或是损伤平面靠近指甲根部的完全性断指，适合断指再植的情况包括：①远端和近端不存在多发性骨折或是较重的挫伤。②有完整的指体结构。③无明显的禁忌证，身体情况较好。

（二）治疗

1. 断指再植术

（1）麻醉。单手指的再植，可应用针刺及臂丛阻滞麻醉。若为数截手指断指再植，多选择高位硬膜外麻醉。

（2）清创。切除失活组织，寻找指动脉、指静脉。对离断时间不长、创面整齐的断指可不做血管冲洗。对创面不整齐、疑有血管损伤、离断时间长的病例，一定要进行血管冲洗。对于条件较差、不准备缝接的指动脉，以 12.5U/mL 肝素生理盐水冲洗。

（3）骨与关节固定。多采用交叉克氏针、微型螺钉，以及钢丝双十字缠绑等固定，以不影响关节功能，固定可靠，有利于骨连接为目的。

（4）肌腱修复。先修复指伸肌腱，后修复指屈肌腱，以便调节肌腱张力。注意仅缝合指深屈肌腱，切除指浅屈肌腱。

（5）指背静脉修复。吻合口处有静脉瓣时，应切除静脉瓣。应尽可能多地吻合静脉（一般 2 ~ 3 条），防止术后回流障碍引起的肿胀。

（6）指神经修复。在手术显微镜下，以 9-0 无损伤线缝合 4 ~ 6 针。为了使再植术后恢复满意的感觉功能，力争修复两侧指神经。

（7）指动脉修复。指动脉修复是决定再植成败的主要步骤，清创后一般均能直接缝合。如有缺损，可采用血管移植修复。再植时，两侧指动脉应力争修复。

（8）皮肤缝合。断指周径不等时应采用“Z”成形术，防止环状瘢痕挛缩。进行掌侧皮肤缝合。

（9）包扎。松紧度要合适，不要进行环形包扎。

2. 术后处理

（1）病房要求。病房首先要保证舒适、安静、空气清新。为避免低温引起血管痉挛，应将病房温度控制在 20 ~ 25℃。

（2）患手抬到略高于心脏水平。禁侧卧，以防肢体受压，影响供血及血液回流。

（3）应用抗凝血药及解痉药物。手术时，用 0.5% ~ 2% 普鲁卡因或加肝素局部静脉滴注（200mL 加肝素 5U）。吻合血管前 30min，静脉滴注低分子右旋糖酐。术中出现血管痉挛时，局部滴注 2% 利多卡因或 20% 硫酸镁，全身可静脉推注或滴注山莨菪碱 10 ~ 20mg 或双嘧达莫 10 ~ 20mg。手术后，口服双嘧达莫、妥拉唑林各 25mg，每日 3 次。低分子右旋糖酐 500mL 内加丹参注射液 20mL，2 次 /d，应用 5 ~ 7d。术后出现血管危象时，可在每 500mL 补液中加入山莨菪碱 10 ~ 20mg 或双嘧达莫 10 ~ 20mg，肌内注射，每 4h 注射 1 次，口服硝苯地平 5mg，3 次 /d。

（4）观察血液循环和处理血管危象。术后观察指标有皮肤颜色、皮肤温度、毛细血管充盈试验、指腹张力、指端小切口出血试验等。动脉危象会出现皮肤苍白、皮温低、小切口出血少或不出血、指腹张力低、毛细血管充盈缓慢或不充盈。静脉危象会出现皮肤暗紫、皮温低、指腹张力高、小切口出血多呈暗紫色、毛细血管充盈。

情绪不佳、气温低、疼痛等均可引起动脉痉挛，常出现在术后 1 ~ 3d。这时应查找导致动脉痉挛的原因，及时处理并对症治疗。如治疗效果不佳，可能是动脉栓塞所致。动脉栓塞可由长期动脉痉挛导致，局部感染、血肿压迫也是造成动脉栓塞的因素。手术也可导致动脉栓塞，如血管缝合差或是张力大，还有血管未能彻底清创。动脉痉挛和动脉栓塞的症状相似，尤其在早期鉴别较困难。一般经一段时间解痉治疗，如未见指体的血液循环改善，就应考虑动脉栓塞，可通过手术做探查。静脉栓塞主要由术后血管吻合不佳以及未能对血管彻底清创所致。凡单纯性切割伤或电锯伤所致手指中节中段已近离断，于术后 3d 内发生静脉栓塞，局部无感染者，应进行手术探查，截除栓塞段、重新吻合。凡绞轧性损伤、局部感染或术后 5d 以上发生栓塞者，可采用指端侧方小切口放血滴注肝素法，以保持断指的血液循环平衡，等待侧支循环的建立。

（5）应根据创面污染轻重，选择合适的抗生素。避免应用红霉素等对血管有刺激作用的抗生素，同时注意防止药物对肾、肝造成损害。

（6）术后 3 周，对不固定的关节开始做被动伸屈练习，逐渐转变为主动伸屈练习。待指骨愈合，克氏针拔出后，可加大练习幅度。

三、断掌再植

断掌是指从掌指关节至掌腕关节处的离断。经手术将断掌接回原位称为断掌再植。

(一)分型

1. Ⅰ型

为掌前部发生离断。采取手术治疗,方法与断指再植术相似。

2. Ⅱ型

掌中部离断。掌浅弓常被破坏,尺神经和正中神经分成指总神经及肌支,修复较复杂。

3. Ⅲ型

掌根部离断。尺动脉、桡动脉口径粗,易修复。神经已分束或束组,但仍集中,易于寻找和修复。掌根部再植比掌中部容易。

4. Ⅳ型

混合型离断。离断平面不规则,伤情各不相同,再植术需随机行事。

5. Ⅴ型

毁损性离断。缺损范围广泛,必须做异位再植。

(二)断掌再植术

1. 清创

对于失活组织应予以彻底清除。清创处理时,应仔细分辨组织结构,做好标记,为后面的修复做充分准备。对血管和神经进行清创,可应用手术显微镜。血管清创应符合显微镜下的正常标准。

2. 骨关节处理

掌腕骨允许多缩短一些以利血管与软组织的修复。但掌指关节应尽量保存以利抓握，拇指的掌腕关节也应尽量保存以利活动。掌腕部骨折应用克氏针固定于功能位。掌中部骨折应分别用克氏针固定，近端穿过腕掌关节，远侧从掌骨头背侧穿出。

3. 血管吻合

这是再植成功的关键。掌远段及近段再植动脉吻合较易。掌中段再植时，掌内血管分布可呈多种类型。吻合桡动脉分支可保存拇指和示指；吻合尺动脉可保证中指、环指、小指血供；吻合指动脉通过指蹼内丰富的侧支循环，亦能够带活邻指；吻合指总动脉可供养相邻两指。

4. 神经处理

手内运动支及感觉支争取全部修复。在掌中段应重点修复正中神经返支以及指总神经或固有神经。尺神经分支处损伤，将近侧神经束分开，并按运动束、感觉束相应的位置分别与远端的神经支做束膜缝合。

5. 修复肌腱

拇长屈肌和拇长伸肌肌腱都应一期修复。对于屈指肌腱，可将远侧指浅屈肌腱切除，将指深屈肌腱或是近端指浅屈肌腱跟远端指深屈肌腱进行缝合；而对于手指的伸指肌腱，应于手背静脉吻合前缝合。屈指肌腱都要一期缝合。

6. 皮肤覆盖

皮肤有缺损时可做皮瓣移植和游离植皮。要保证对创面进行一期封闭，即使这意味着需要对骨骼进行合理的缩短。

参考文献

[1] 丁自海，王增涛．骨科触诊解剖学图谱 [M]. 济南：山东科学技术出版社，2024.

[2] 丁小萍，彭飞，胡三莲．骨科疾病康复护理 [M]. 上海：上海科学技术出版社，2021.

[3] 燕铁斌．骨科康复评定与治疗技术 [M]. 5 版．北京：科学出版社，2020.

[4] 陈世益，冯华．现代骨科运动医学 [M]. 上海：复旦大学出版社，2020.

[5] 孙玉明．骨科常见病外治疗法 [M]. 北京：中国中医药出版社，2017.

[6] 田伟等．实用骨科学 [M]. 2 版．北京：人民卫生出版社，2016.

[7] 张月娥，任佳伟．当代医学基础与临床・中医学 [M]. 北京：华龄出版社，2015.

[8] 李风芝，李淑丽．现代医学基础与临床・护理学 [M]. 北京：华龄出版社，2015.

[9] 吴凤金，刘长河，高翠霞，等．现代临床医学诊疗・外科学 [M]. 北京：中医古籍出版社，2014.

[10] 王想福，石瑞芳．实用医学基础与临床・骨科学 [M]. 北京：中医古籍出版社，2014.

[11] 张钊华，崔晏君，梁锐，等．临床医学理论与实践・外科学诊疗 [M]. 北京：知识产权出版社，2014.

[12] 王芳，鲍巧云，黄晶．现代临床医学诊疗・护理学 [M]. 北京：中医古籍出版社，2014.

[13] 谢艳飞，杨传英，康凤河，等．临床医学研究・中医学 [M]. 北京：知识产权出版社，2013.

[14] 唐博，吴凤金，杨秋君，等．实用临床医学・外科学 [M]. 北京：知识产权出版社，2013.

[15] 韦善平，赖征文，刘君，等．现代临床医学研究・骨科学 [M]. 北京：中医古籍出版社，2011.

[16] 史晓林，李晓耘．临床医学诊疗丛书・骨科分册 [M]. 北京：军事医学科学出版社，2008.

[17] 陆廷仁．骨科康复学 [M]. 北京：人民卫生出版社，2007.

[18] 姚乃礼．中医证候鉴别诊断学 [M]. 北京：人民卫生出版社，2002.

[19] 王剑，卿国忠，王力，等．大面积皮肤撕脱伤 52 例临床分析 [J]. 中国社区医师，2017，33（20）：55–56.